ESSAI

SUR LE

DIAGNOSTIC DIFFÉRENTIEL

DES

TUMEURS INFLAMMATOIRES

RÉTRO-UTÉRINES

PAR

J. BROCARD

Docteur en médecine de la Faculté de Paris

PARIS

A. PARENT, IMPRIMEUR DE LA FACULTÉ DE MÉDECINE

31, RUE MONSIEUR-LE-PRINCE, 31,

1873

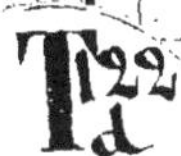

ESSAI

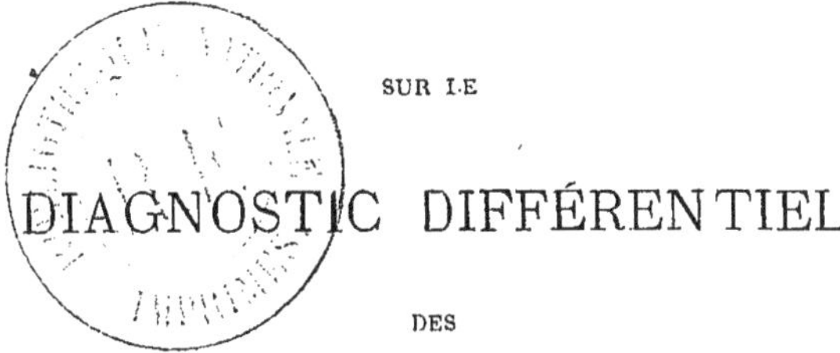

SUR LE

DIAGNOSTIC DIFFÉRENTIEL

DES

TUMEURS INFLAMMATOIRES

RÉTRO-UTÉRINES

PAR

J. BROCARD

Docteur en médecine de la Faculté de Paris

PARIS

A. PARENT, IMPRIMEUR DE LA FACULTÉ DE MÉDECINE

31, rue Monsieur-le-Prince, 31

1873

A LA MÉMOIRE

DE MA MÈRE

A MON PÈRE

A MON FRÈRE

A MON GRAND-PÈRE

M. LE DOCTEUR MONTÉCOT

Chevalier de la Légion d'honneur,
Médecin des hôpitaux civil et militaire de Langres.

A MON ONCLE

M. LE DOCTEUR CH. FAURE.

A MES PARENTS

A MES AMIS

A MON EXCELLENT MAÎTRE

M. LE DOCTEUR LASÈGUE

Professeur de clinique médicale,
Médecin de l'hôpital de la Pitié,
Officier de la Légion d'honneur.

Hommage respectueux.

A LA MÉMOIRE DE MON AMI BIEN REGRETTÉ

LE DOCTEUR A. GUILLAUME

ESSAI

SUR LE

DIAGNOSTIC DIFFÉRENTIEL

DES

TUMEURS INFLAMMATOIRES

RÉTRO-UTÉRINES

PRÉLIMINAIRES.

Avant d'aborder notre sujet, il est utile de dire quelques mots de la marche que nous allons suivre dans le cours de ce travail.

Les tumeurs rétro-utérines sont de deux ordres ; les unes ont un développement lent, et une marche essentiellement chronique, ce sont les tumeurs organiques ; les autres, reconnaissant pour cause un travail inflammatoire, soit du péritoine, soit de l'utérus ou de ses annexes, ont une évolution beaucoup plus rapide.

Ces dernières n'offrent pas toutes le même caractère de gravité, et il est important, au point de vue du traitement et surtout du pronostic, de chercher à les différencier l'une de l'autre (1). Mais, en nous plaçant à ce

(1) Il est bien entendu que nous ne nous occupons que des tumeurs spéciales à la femme, laissant de côté celles qui, développées dans le petit bassin, sont communes aux deux sexes.

point de vue, nous devons faire une distinction importante. Les tumeurs inflammatoires du petit bassin chez la femme, peuvent se produire dans deux conditions bien distinctes de sa vie. Les unes, consécutives à la grossesse, sont intimement liées à l'état puerpéral auquel elles empruntent un cachet spécial et une gravité exceptionnelle ; les autres, se présentant en dehors de l'état puerpéral, sont beaucoup moins graves et entraînent rarement la mort des malades. C'est à cette bénignité relative, nous le disons sans amertume, que l'on doit d'être si mal renseigné sur leurs caractères c'est au manque d'autopsies venant confirmer ou infirmer le diagnostic porté pendant la vie, qu'il faut attribuer les divergences d'opinion qui ont eu cours dans la science au sujet de quelques-unes d'entre elles.

Nous limiterons notre sujet à l'étude des tumeurs inflammatoires de cette dernière catégorie. Or, elles peuvent résulter soit de l'augmentation de volume d'un des organes contenus dans le petit bassin : l'utérus, l'ovaire, les trompes, soit d'une inflammation du tissu cellulaire qui entoure l'utérus, soit enfin d'une exsudation fibrineuse dans le péritoine, avec formation de fausses membranes, enkystant ou non un liquide séreux (pelvipéritonite séro-adhésive) ou sanguin (hématocèle).

L'utérus, quand il est enflammé, augmente rarement de volume dans des proportions assez considérables, pour faire saillie en arrière, dans le cul-de-sac vaginal postérieur. Mais il peut arriver que sous l'influence de cette augmentation de volume, plus fréquente dans la métrite chronique, il y ait rétroversion de l'utérus, et consécutivement apparition d'une tumeur en arrière du col. Il peut arriver aussi, et c'est un cas très-fréquent, que l'utérus primitivement en rétroversion ou en rétroflexion, soit le siége d'une inflammation donnant lieu à des accidents aigus, pour lesquels la malade réclame l'intervention du médecin. Il y a lieu de faire le diagnostic entre la tumeur ainsi formée et les autres tumeurs inflammatoires rétro-utérines.

L'ovaire enflammé peut former une tumeur en arrière de l'utérus. On a nié, dans ces derniers temps, l'existence d'une tumeur ovarique ainsi constituée, ou du moins la possibilité de la percevoir par le toucher. Nous croyons cependant, d'après les descriptions de Chéreau, Aran et M. Gallard, d'après les observations rapportées par ces auteurs, que l'ovarite peut donner lieu à une tumeur parfaitement perceptible par l'examen physique. De plus, cette tumeur entraînée par son poids, peut tomber dans le cul-de-sac recto-vaginal. Elle rentre ainsi dans notre sujet.

Quant à la phlegmasie de la trompe, nous pensons avec Aran qu'il est le plus souvent impossible de la distinguer de l'ovarite.

Du reste, ces deux affections existent presque toujours simultanément, et le diagnostic de la tubo-ovarite se confond avec celui de l'ovarite.

Le phlegmon péri-utérin, si l'on n'applique cette dénomination qu'à l'inflammation du tissu cellulaire péri-utérin, a beaucoup perdu de son importance depuis les remarquables travaux de MM. Bernutz et Goupil (1). Ces auteurs ont démontré d'une manière péremptoire, que les caractères attribués à ces prétendus phlegmons devaient être rapportés à une péritonite partielle, et que la tumeur était due à une exsudation

(1) Bernutz et Goupil. Arch. gén. de méd., t. IX, 5e série, 1867, et Leçons de clin. méd. sur les mal. des femmes.

de fausses membranes, englobant d'une manière plus ou moins intime les organes voisins. En effet, la couche celluleuse, répandue à la surface de l'utérus, est excessivement peu épaisse sur les faces de cet organe, et n'est un peu plus développés que près de l'insertion vaginale. Il est difficile alors de comprendre comment l'inflammation de cette couche peut donner lieu à des tumeurs aussi volumineuses que celles qui étaient attribuées à ces prétendus phlegmons. Nous ne nions pas là possibilité de ces phlegmons; mais nous ne croyons pas qu'ils puissent, à eux seuls, donner lieu à une tumeur rétro-utérine appréciable. Du reste, depuis les travaux auxquels nous venons de faire allusion, on n'a trouvé que deux cas bien avérés de phlegmons péri-utérins proprement dits, c'est-à-dire dégagés de toute phlegmasie péritonéale. Ces deux cas ont été rapportés, l'un par M. E. Simon (1), l'autre par M. A. Guérin (2).

Les abcès de très-petit volume n'avaient pas été reconnus pendant la vie. Comme ces deux faits se sont produits en dehors des conditions habituelles, on ne doit admettre comme phlegmon péri-utérin, que le phlegmon des ligaments larges.

Cette dernière affection, rare chez la femme en dehors de l'état puerpéral, ne se développe jamais primitivement (3) en dehors de ces conditions, mais elle est toujours consécutive à la phlegmasie des organes voisins. De plus, elle ne donne pas lieu à une tumeur rétro-utérine. Nous ne nous en occuperons donc pas.

Nous avons vu que l'inflammation du péritoine pel-

(1) E. Simon. Bull. de la Soc. anatomique, 1858.
(2) A. Guérin. Soc. de chirugie, juin 1856.
(3) Frarier. Thèse de Paris, 1866.

vien, ou pelvipéritonite, donnait lieu à une tumeur retro-utérine. Cette tumeur est formée par les exsudations fibrineuses, reliant plus ou moins entre elles les organes voisins du petit bassin, avec épanchement séreux enkysté par ces fausses membranes.

On peut rapprocher de cette affection l'hématocèle qui offre avec elle de nombreuses analogies. En effet, la tumeur dans ce cas est constituée par un épanchement sanguin cette fois, et enkysté par des adhérences péritonéales. Mais, remarquons que le nom d'hématocèle ne doit pas être donné à tout épanchement sanguin dans le péritoine; il faut que cet épanchement soit enkysté, et de plus, qu'il provienne des vaisseaux de l'un des organes génitaux.

En résumé, les affections donnant lieu à des tumeurs rétro-utérines, et que nous nous proposons d'étudier, sont :

1° La rétroversion et la rétroflexion utérines avec métrite;

2° L'ovarite ;

3° La pelvipéritonite;

4° L'hématocèle.

Les deux dernières sont, comme nous le verrons plus bas, très-difficiles à distinguer l'une de l'autre. Pour arriver à leur diagnostic différentiel, il faut d'abord éliminer les deux premières, et circonscrire ainsi le problème. C'est la marche que nous adopterons dans ce travail. Nous allons donc, dans un premier chapitre, étudier le diagnostic différentiel de la tumeur formée par la rétroversion ou la rétroflexion utérine, et les trois autres affections; ce diagnostic établi, nous ferons celui de l'ovarite. Enfin, dans un troisième chapitre, nous verrons quels sont les signes distinctifs de la pelvipéritonite et de l'hématocèle.

CHAPITRE PREMIER

RÉTROVERSION ET RÉTROFLEXION UTÉRINES.

La métrite peut donner lieu à une tumeur inflammatoire rétro-utérine dans deux circonstances ; soit que, siégeant à la partie postérieure de la matrice, elle détermine une augmentation de volume et consécutivement une rétroversion, soit qu'elle se déclare dans une matrice en rétroversion ou en rétroflexion. Dans les deux cas, il existe en arrière du col une tumeur douloureuse, plus ou moins volumineuse, plus ou moins proéminente dans le cul-de-sac postérieur. En outre, dans toute déviation utérine, il existe, la plupart du temps, des engorgements, des congestions de cet organe, qu'il est essentiel de distinguer des tumeurs rétro-utérines. De plus, ces affections se compliquent fréquemment de pelvi-péritonite ; il faut reconnaître cette complication.

La rétroversion est en général facile à distinguer des tumeurs inflammatoires siégeant en dehors de l'utérus, dans le cul-de-sac utéro-rectal. Le premier signe (il lui est commun avec la rétroflexion), c'est l'absence, en arrière du pubis, du fond de la matrice qui ne peut être senti par la palpation abdominale. Mais ce signe peut ne pas être perceptible à cause de l'embonpoint de la malade, la résistance des parois abdominales ou la douleur, provoquée par ces recherches. Alors le toucher vient éclairer le diagnostic.

Lorsqu'on introduit le doigt dans le vagin, on trouve le col tourné presque directement en avant et un peu en haut, vers le pubis. Si, au lieu de toucher la femme couchée, on la touche debout, il y a très-peu de modifications dans la direction de l'utérus ; le col s'abaisse à peine de quelques millimètres (Bernutz). On peut quelquefois n'atteindre que la lèvre postérieure. Si le doigt suit alors cette dernière, en se dirigeant vers le cul-de-sac postérieur, il sent que cette tumeur fait directement suite au col dont elle n'est séparée par aucun sillon appréciable.

Or, quand il existe une tumeur extra-utérine, elle repousse l'utérus en totalité contre le pubis, et le col regarde soit directement en bas, soit en arrière. Cependant dans l'ovarite il y a quelquefois un léger dégré de rétroversion, et le col regarde un peu en avant. Mais, cette rétroversion est peu prononcée, et il existe un sillon de séparation entre le col et la tumeur. De plus, si on vient à appuyer avec le doigt sur la lèvre antérieure du col, on sent manifestement la tumeur disparaître dans le cul-de-sac postérieur. Elle vient alors se placer en arrière du pubis, dans la psoition que doit occuper normalement le fond de la matrice. On peut rendre plus évident encore la mobilité de la tumeur par le toucher rectal combiné au toucher vaginal. Ces signes suffisent dans la très-grande majorité des cas à faire distinguer une métrite avec rétroversion d'une tumeur inflammatoire rétro-utérine, lorsqu'il n'y a pas de complications péritonéales. Mais la direction du col, l'absence du fond de l'utérus en arrière du pubis, sont des signes d'une grande valeur, et permettent d'arriver au diagnostic, même dans ce cas.

Il n'est guère possible de confondre l'hématocèle avec la rétroversion, car généralement, dans la première de ces affections, le col de l'utérus est appliqué contre le pubis et n'est jamais dirigé en avant. Cependant West (1) rapporte un cas dans lequel une hématocèle considérable amena une rétroversion complète de la matrice. Cette complication rend très-difficile la solution du problème et les chances d'erreur sont très-grandes ; il faut alors avoir recours aux antécédents et examiner minutieusement chacune des circonstances qui ont présidé au développement de la tumeur. Dans la plupart des cas, l'hématocèle a un début assez caractéristique pour éclairer le médecin.

Dans les cas douteux West se montre assez partisan de l'emploi de la sonde utérine. Nous reviendrons plus loin sur ce procédé de diagnostic.

La rétroflexion est un peu plus difficile à distinguer que la rétroversion; mais, quand il n'y a pas de complications péritonéales, on arrive encore assez aisément au diagnostic.

Jamais dans cette affection, encore moins que dans la précédente, les accidents ne débutent brusquement. Les malades ne viennent consulter le médecin que dans le cas où la matrice rétrofléchie devient le siége, soit d'une inflammation, soit d'une congestion ou d'un engorgement de l'organe.

C'est encore par l'examen direct que l'on peut être renseigné; les phénomènes généraux sont peu carac-

(1) West. Leçons sur les mal. des femmes, trad. de Mauriac, p. 270.

téristiques et s'effacent complètement devant l'importance des signes physiques.

Par le toucher vaginal, on trouve le col tantôt régulier, tantôt tuméfié, boursouflé, présentant à sa surface des érosions, des ulcérations, en un mot les diverses altérations de la métrite chronique. Son extrémité est portée en avant et en haut vers le pubis ; mais cette disposition est moins prononcée que dans la rétroversion. Le doigt, en suivant la paroi antérieure du col, est bientôt arrêté par le cul-de-sac antérieur qui est plus profond, mais souple et parfaitement libre, ainsi que l'on peut s'en assurer en combinant au toucher le palper abdominal. En suivant d'avant en arrière la paroi postérieure, ou plutôt inférieure du col, on rencontre bientôt le cul-de-sac postérieur qui est plus ou moins saillant. Quelquefois, c'est en le déprimant un peu que l'on trouve la tumeur ; dans d'autres cas, cette tumeur proémine plus ou moins et le fait bomber du côté du vagin. Cette tumeur est dure, arrondie, globuleuse, plus ou moins douloureuse, du volume de l'utérus. Sa surface forme, avec la face inférieure du col, un angle tantôt droit, tantôt plus ou moins aigu. Elle s'unit au col en faisant avec lui une sorte de sillon.

Dans certains cas ou peut, par le toucher vaginal, ou mieux par le toucher rectal, repousser en haut le fond de l'utérus et lui faire reprendre sa place en arrière du pubis. On peut alors, en s'aidant de la palpation, saisir l'organe entre les deux mains. Mais cette réduction n'est pas toujours possible, parce qu'elle est trop douloureuse ou parce qu'il existe des brides fibreuses.

De plus, en suivant avec le doigt introduit dans le

vagin, ou mieux encore dans le rectum, le bord de l'utérus, on sent le corps utérin qui s'incurve en arrière au niveau de la tumeur globuleuse.

Dans les cas simples, la rétroflexion est donc facile à reconnaître, et elle ne peut être confondue avec aucune autre affection.

Il n'en est pas de même lorsqu'elle est compliquée de pelvipéritonite qui peut en être la cause ou exister à titre de coïncidence ou de complication.

Lorsqu'elle est peu intense, qu'elle ne donne lieu qu'à des brides peu résistantes, le diagnostic est encore possible, et par les mêmes procédés. Si elle est unilatérale, on peut encore apprécier du côté sain s'il y a ou non une courbure de l'axe de l'utérus. Mais si elle est généralisée, si elle donne lieu à une exsudation considérable de fausses membranes qui englobent complètement la matrice, il est très-difficile de démêler dans la tumeur ainsi formée la part qui revient à cet organe, celle qui revient à la péritonite.

Cette tumeur peut faire saillie en arrière du pubis, et nous avons une nouvelle cause d'erreur. Il faudra se contenter d'une probabilité plus ou moins grande fournie par la direction du col et attendre, pour affirmer le diagnostic, la disparition des accidents inflammatoires et la résorption des fausses membranes.

La même difficulté se présenterait dans le cas d'hématocèle compliquant ou produisant une rétroflexion.

Il existe cependant un moyen de lever tous les doutes; ce moyen c'est le cathétérisme utérin.

Disons quelques mots de l'emploi de ce procédé.

Dans la rétroversion, la direction suivant laquelle la sonde pénètre dans la matrice, donne la direction de l'axe de l'organe, partant le degré de rétroversion.

Mais elle est surtout employée dans la rétroflexion.

Lorsque cet instrument est introduit dans l'utérus, sa concavité regardant en arrière, et qu'on lui imprime un léger mouvement de rotation, on s'aperçoit que la tumeur disparaît. Mais il arrive assez fréquemment que l'on ne peut redresser la courbure du canal cervico-utérin ; dans ce cas, l'absence d'une sensation considérable de poids lorsque l'organe est soulevé par l'instrument doit prémunir fortement contre l'existence de toute tumeur extra-utérine.

Il y a cependant une chance d'erreur. Lorsqu'il existe une tumeur rétro-utérine, si l'on abaisse le manche de l'instrument pendant qu'on exécute la rotation, l'extrémité opposée s'élèvera naturellement, entraînant avec elle et la tumeur et l'utérus. On pourrait, par la disparition de la tumeur, ou tout au moins par les mouvements qui lui sont imprimés, croire au redressement de l'utérus. On évitera cette erreur en prenant la précaution de ne modifier en rien la position de la sonde.

Le cathétérisme utérin est donc d'un grand secours pour le diagnostic dans le cas qui nous occupe, mais malheureusement il n'est pas exempt de dangers. Les médecins français rejettent complètement son emploi lorsque la matrice est enflammée ou quand il existe une péritonite. En Angleterre, cet instrument jouit encore d'une certaine vogue et West prétend n'avoir jamais eu d'accidents toutes les fois qu'il s'en est servi (1). Malgré cette assertion, nous pensons que l'on doit restreindre son emploi aux cas d'absolue nécessité. Or, ces cas sont très-rares, et un médecin expé-

(1) West. Loc. cit.

rimenté peut toujours arriver au diagnostic par le toucher, sans avoir recours à cet instrument, dont l'emploi peut être plus préjudiciable au malade que l'erreur ou le défaut de diagnostic.

CHAPITRE II.

OVARITE.

« Les ovaires frappés d'inflammation deviennent douloureux, augmentent de volume et forment tumeur. » (Chéreau) (1). La douleur et l'augmentation de volume, tels sont les symptômes locaux de l'ovarite. Mais ils n'ont pas la même importance; la tumeur étant absente, il n'est pas de diagnostic certain possible. Ce cas ne doit pas nous occuper, car il ne rentre pas dans notre sujet.

Nous croyons utile de résumer ici les caractères de l'ovarite et de donner les moyens de constater la tumeur à laquelle cette affection donne lieu ; nous faciliterons ainsi l'étude du diagnostic différentiel.

Dans l'ovarite ordinaire, subaiguë (2), celle qui doit nous occuper, car c'est de beaucoup la plus fréquente en dehors de l'état puerpéral, le début est marqué par un ensemble de phénomènes qui le plus souvent passent inaperçus et ne fixent sérieusement l'attention des malades qu'au moment où, devenues plus souffrantes, elles cherchent à établir la filiation des accidents

(1) Chéreau. Mémoire pour servir à l'étude des maladies de l'ovaire. Paris, 1844.

(2) Gallard. Gaz. des hôpitaux, 1869.

qu'elles éprouvent. C'est là même une particularité qui paraît de nature à permettre de diagnostiquer assez facilement l'ovarite des autres affections péri-utérines.

Les premiers accidents ont lieu au moment de la menstruation, qui est toujours troublée; le plus souvent il y a métrorrhagie, mais il peut exister de l'aménorrhée ou de la dysménorrhée.

Ils consistent en une douleur peu intense, située sur un côté ou sur les deux côtés de l'hypogastre; cette douleur est surtout provoquée par les mouvements de la malade ou par l'exploration du médecin, rarement elle est très-vive quand elle est spontanée. Peu intense au début, elle s'augmente quelquefois rapidement. Mais le plus souvent les symptômes se développent avec lenteur.

Plus vive au moment des règles, elle disparaît ou s'atténue dans leur intervalle pour reparaître à une nouvelle époque jusqu'à ce que la fièvre s'allume; c'est alors que la malade s'adresse au médecin. Celui-ci constate l'existence d'une douleur peu intense, située profondément et circonscrite à un point très-limité. La sensibilité du ventre n'est pas excessive; il y a peu ou pas de distension des parois abdominales. La malade éprouve quelquefois des nausées, quelquefois même des vomissements alimentaires, mais non verdâtres, porracés comme dans la péritonite (Gallard).

Les symptômes de voisinage sont peu accentués à cause du petit volume de la tumeur.

Celle-ci peut être accessible aux trois moyens d'investigation employés dans toute affection du petit bassin : la palpation abdominale, le toucher vaginal et le toucher rectal. Voici les moyens conseillés par les auteurs pour y arriver plus sûrement.

Il est, avant de pratiquer la palpation, une précaution que l'on doit toujours avoir présente à l'esprit quand on se livre à ce moyen d'exploration, c'est de tenir la main en contact avec l'abdomen pendant deux ou trois minutes avant d'exercer quelque pression, jusqu'à ce que les parois du ventre se soient accoutumées à ce contact et que l'action spasmodique ait cessé. Il faut se rappeler aussi que l'ovaire est situé très-profondément dans l'excavation et refouler la paroi abdominale dans le petit bassin, et non pas directement en arrière. Nous insistons sur ce fait parce qu'il existe souvent une douleur de retentissement siégeant beaucoup plus haut, et que l'on est tenté d'aller chercher l'ovaire là où est le point douloureux.

Le palper abdominal pratiqué d'après ces règles fait reconnaître une tumeur petite, mobile, que l'on peut saisir entre les doigts (Chéreau).

D'autres fois, c'est un empâtement diffus, mal circonscrit; d'autres fois aussi, on ne sent ni tumeur, ni empâtement. Ceci tient à ce que l'ovaire, entraîné par son poids, est tombé dans le cul-de-sac utéro-rectal.

Par l'examen vaginal, il est quelquefois facile de sentir la tumeur, et de se rendre un compte exact de ses caractères; mais il faut que l'ovaire soit tombé jusqu'au fond du cul-de-sac péritonéal. On peut, comme le recommande M. Gallard, combiner le toucher à la palpation du ventre, et amener par ce dernier moyen la tumeur au contact du doigt introduit dans le vagin. Chéreau conseille comme moyen très-efficace, de faire marcher le malade immédiatement avant l'exploration, puis de pratiquer le toucher celle-ci étant debout ou sur les genoux, et de comprimer en même temps la région hypogastrique latérale afin de pousser l'organe malade le plus bas possible.

Le toucher vaginal fait constater en outre que le vagin n'est pas très-chaud. Le col de l'utérus est dirigé en avant, et le corps présente un léger degré de rétroversion dans quelques cas. Cette disposition est due à ce que l'ovaire augmenté de poids a entraîné le fond de la matrice en arrière. Quand la tumeur est très-volumineuse il y a au contraire antéversion. Mais ce cas est très-rare.

Le toucher rectal est le seul moyen qui donne des résultats suffisants dans la plupart des cas; c'est avec raison que Lisfranc (1) et Aran (2) ont insisté sur ce mode d'exploration. M. Gallard combine les deux touchers. Quel que soit le procédé employé pour découvrir la tumeur quand elle existe, elle est peu volumineuse, mobile, fuyant sous le doigt, à moins qu'elle n'ait contracté des adhérences. Elle est allongée transversalement, aplatie d'avant en arrière et douée dans quelques cas d'une douleur extrême, *douleur exquise* de quelques conteurs. Elle offre une consistance moyenne, peu élastique, sans induration toutefois, et donne au doigt la sensation d'une surface bosselée, mamelonnée, rugueuse, en un mot, la sensation d'un corps qui présenterait des irrégularités, des saillies et des dépressions à sa surface (Aran).

D'après Chéreau, cette tumeur est le plus souvent unique (36 fois sur 43 cas), et elle siége le plus souvent à gauche (25 fois contre 12, sur 43 cas).

D'après Aran au contraire, elle est le plus souvent bilatérale, mais elle est toujours à un degré plus avancé

(1) Lisfranc. Clin. chirurg., t. III.
(2) Aran. Leçons clin. sur les mal. de l'utérus.

d'un côté que de l'autre. Elle est rarement très-volumineuse et ne dépasse guère la grosseur d'un œuf de pigeon ou au plus du poing. Suivant Aran, elle n'atteint le plus souvent que le quart ou le tiers de ce volume.

Outre la douleur, les malades éprouvent d'autres symptômes. La réaction fébrile est quelquefois très-peu marquée ; souvent il n'y a de fièvre que le soir.

La fonction menstruelle est aussi profondément troublée ; les règles sont irrégulières, diminuent, puis finissent par se supprimer complètement. Quelquefois plus rarement, il y a métrorrhagie comme au début, mais dans les cas très-chroniques surtout.

A ces phénomènes viennent se joindre des troubles digestifs consistant surtout en de la dyspepsie, plus rarement en des vomissements. La santé générale s'altère, on observe de la chloro-anémie.

Cette affection toujours très-longue, est entravée dans sa marche par des exacerbations qui se manifestent au moment des règles. Aussi a-t-elle une grande tendance à passer à l'état chronique et alors sa durée est indéfinie.

Outre le passage à l'état chronique, l'ovarite peut se terminer par résolution ou par suppuration. La première de ces terminaisons est annoncée par la diminution successive des douleurs ; l'ovaire perd peu à peu le volume qu'il avait acquis tout en restant un peu plus gros qu'il l'était auparavant ; les troubles digestifs disparaissent et la santé générale se rétablit.

Lorsqu'au contraire il y a suppuration, la formation du pus est annoncée par les symptômes généraux propres au développement des abcès. La tumeur ainsi formée devient le siége de douleurs plus vives, mais il est impossible d'y déterminer de fluctuation (Aran). Elle contracte peu à peu des adhérences avec les organes voisins, et la collection se vide, soit dans le rectum, soit dans le vagin ou le péritoine.

Ajoutons, pour finir, qu'une complication extrêmement fréquente de l'ovarite est la pelvipéritonite.

Nous croyons bon de rapporter ici une observation d'ovarite qui représente bien les caractères et la marche de cette affection :

OBSERVATION I (1).

(Recueillie dans le service de M. le docteur Gallard.)

Ovarite double.

Irma Boucque, couturière, âgée de 23 ans, est réglée depuis l'âge de 12 ans et demi, mais d'une façon fort irrégulière, son écoulement menstruel tantôt n'apparaissant qu'au bout de 2 ou 3 mois, tantôt revenant au contraire tous les 15 jours ; à 15 ans et demi elle est même restée 8 mois sans avoir ses règles quoiqu'elle ne fût pas alors enceinte. Mariée à 17 ans, elle continue à voir avec la même irrégularité, ce qu'elle attribue, dit-elle, à des contrariétés de ménage ; à la même époque elle eut en outre un peu de leucorrhée.

Au mois d'avril 1870, elle eut une perte de sang qui dura tout le mois, ainsi que des douleurs abdominales, de chaque côté de l'ombilic ; elle prétend du reste que de semblables douleurs l'avaient obligée l'année précédente de garder le lit pendant plusieurs jours. Au mois de mai suivant, elle eut la variole qui a laissé

(1) Je dois cette observation, ainsi que les observations 4, 7 et 8, à l'obligeance de M. V. Affre, externe du service.

sur sa face de nombreuses cicatrices; dans cette maladie elle perdit, dit-elle, une assez grande quantité de sang, mais au mois de juin elle était à peu près rétablie et ses pertes avaient à peu près disparu.

Au mois de septembre de la même année, ses règles qui en temps normal, ne duraient que 8 jours chaque mois, ont continué pendant 15 jours ; toutefois, étant partie en province au commencement de la guerre, son état s'améliora beaucoup, en ce sens qu'elle n'eut plus ni pertes ni douleurs abdominales. Revenue à Paris après le siége, elle eut de nouveau au mois de juillet 1871 une perte qui dura un mois entier et s'est accompagnée de telles douleurs dans les deux flancs, que la malade fut obligée de se mettre au lit ; elle y resta quelques jours et finit par se lever, perdant toujours pendant la plus grande partie du mois et ressentant encore des douleurs sourdes dans l'abdomen.

Au mois de mars 1872, ses pertes et ses douleurs augmentent, elle se met de nouveau au lit et est obligée de garder la plus grande immobilité dans le décubitus dorsal; on lui appliqua alors des cataplasmes audanisés sur le ventre.

Au bout de 15 jours elle se leva pour reprendre son ravail habituel; ses pertes avaient cessé, mais ses douleurs sourdes continuaient et étaient augmentées un peu par la pression et le coït. Fatiguée de cet état maladif, elle entre à l'hôpital de la Pitié (salle Sainte-Geneviève, lit n° 8) le 17 janvier 1873.

Ses douleurs abdominales sont peu accentuées, elles sont réveillées cependant par la pression et par la toux ; elle accuse en outre une douleur sourde en urinant au niveau de la symphyse pubienne ; l'année dernière elle était souvent obligée de rester pendant un quart d'heure sans pouvoir uriner. A l'époque où ses douleurs abdominales étaient vives, elle souffrait également chaque fois qu'elle allait à la selle, mais aujourd'hui la défécation n'est plus douloureuse.

En outre, depuis plusieurs mois ses règles reviennent assez régulièrement pendant 8 jours à chaque période menstruelle ; en ce moment elle n'a qu'un peu de leucorrhée. L'appétit est faible, le sommeil assez bon, et n'étaient ces douleurs sourdes dans le ventre, elle se porterait assez bien.

A la palpation du ventre, ces douleurs sont réveillées par la pression surtout du côté droit de l'ombilic.

Si on pratique le toucher vaginal, le doigt peut tourner dans tous les sens autour du col utérin sans que la malade se plaigne de douleurs bien accentuées. Mais si en même temps on introduit un doigt dans le rectum, on peut sentir de chaque côté entre ce doigt et celui qui est dans le vagin une petite tumeur saillante, très-douloureuse à la pression et qui fut comme un corps arrondi sous cette pression. En appliquant la main sur l'hypogastre on peut également, au moyen du doigt resté dans la cavité vaginale, fixer un moment cette petite tumeur qui se rencontre également de chaque côté de l'ombilic en s'avançant plus profondément vers les flancs.

Quant aux autres fonctions, elles se font régulièrement ; l'auscultation ne révèle rien d'anormal dans les poumons ou au cœur. Elle n'a du reste jamais eu d'autre maladie, à part sa variole.

Sa mère qui avait une leucorrhée abondante, était assez mal réglée. Son père est d'une bonne santé. Une de ses sœurs se plaint depuis 2 ans de douleurs abdominales analogues aux siennes ; dernièrement ces douleurs ont assez augmenté pour l'obliger de se mettre au lit.

Les jours suivants, elle n'indique rien de nouveau dans son état, mais il est à remarquer que pour réveiller des douleurs dans les flancs on est obligé chaque jour d'exercer une plus forte pression.

Le 23 janvier, on pratique le toucher vaginal, mais le doigt ne sent plus aucune tumeur et ne détermine aucune douleur dans les culs-de-sac. Si on fait mettre la malade à genoux, on parvient en combinant le toucher vaginal et le toucher rectal, à sentir encore une petite tumeur située très-profondément et à gauche, mais à droite la tumeur arrondie qui existait ne peut plus être perçue. Le lendemain la malade sort de l'hôpital.

Nous n'avons rapporté cette observation que comme corollaire de la description précédente, car dans ce cas on ne pouvait confondre la tumeur formée par l'ovaire avec aucune autre.

Il existe une autre forme d'ovarite qui s'annonce par des accidents généraux beaucoup plus intenses. La fièvre est vive, on observe des nausées, des vomissements, avec suspension immédiate des règles ou leur diminution.

Cette seconde forme se rencontre de préférence chez les femmes mariées, tandis que la première est plus fréquente chez les jeunes filles.

Les détails dans lesquels nous venons d'entrer nous permettent d'arriver facilement au diagnostic différentiel de l'ovarite et des autres tumeurs rétro-utérines. Nous ne voyons guère que la pelvipéritonite qui puisse être confondue avec elle. Le petit volume de la tumeur, la douleur vive dont elle est le siége, sa mobilité excluent d'emblée la possibilité de l'hématocèle.

Pour la pelvipéritonite le diagnostic est quelquefois un peu plus délicat, mais il est en général facile quand l'ovarite est simple, exempte de complications péritonéales.

La difficulté est plus grande, souvent même le problème est insoluble dans les circonstances opposées. En effet, très-fréquemment le péritoine s'enflamme et les symptômes des deux affections se confondent; la tumeur ovarique est englobée par les fausses membranes et perd une partie de ses caractères qui s'effacent devant ceux de la pelvipéritonite.

Dans la pelvipéritonite, on observe dans le vagin une élévation marquée de température, tandis qu'au contraire dans l'ovarite la température est normale. Cependant dans la forme que nous avons indiquée en dernier lieu, cette élévation de température se montre quelquefois.

Dans l'ovarite la tumeur est peu volumineuse, mobile, à moins d'adhérences, quelquefois difficile à atteindre ; celle de la pelvipéritonite au contraire est fixe, adhère aux organes voisins, ou les fait adhérer entre eux ; elle est accessible au doigt dès qu'elle est formée, occupe généralement plusieurs des culs-de-sac vaginaux, enfin est toujours d'un volume bien supérieur à celui de l'ovarite simple.

Un autre caractère différentiel est basé sur la coexistence possible de deux ovarites.

Si l'on trouve en arrière de l'utérus deux tumeurs présentant les caractères retracés plus haut et symétriquement placées il y aura de grandes probabilités pour que l'on ait affaire à une ovarite double.

Enfin dans l'ovarite simple, subaiguë, il n'existe pas de fièvre, pas de phénomènes généraux aussi graves que ceux qui caractérisent le début de la pelvipéritonite.

CHAPITRE III.

DIAGNOSTIC DIFFÉRENTIEL DE LA PELVIPÉRITONITE ET DE L'HÉMATOCÈLE RÉTRO-UTÉRINE.

Nous sommes arrivé à la partie la plus difficile et la plus importante en même temps de notre travail. Nous avons vu dans les chapitres précédents comment on distinguait les déplacements de l'utérus et l'ovarite des autres tumeurs inflammatoires rétro-utérines. Il nous reste maintenant à faire le diagnostic différentiel de l'hématocèle et de la pelvipéritonite.

Le problème est facile à résoudre dans certains cas, surtout quand l'affection n'est pas très-ancienne, que le médecin a pu assister au début des accidents, et suivre par le toucher en même temps que par l'observation attentive des symptômes du début, la marche de la maladie. Mais dans d'autres circonstances, comme nous le verrons dans le cours de ce qui va suivre, on éprouve les plus grandes difficultés, quelquefois même il est impossible d'arriver à un diagnostic certain. Il est peu de médecins, même des plus illustres, qui ne se soient trompés et n'aient vu se dérouler les accidents propres à l'une et à l'autre de ces deux affections sans pouvoir asseoir leur jugement d'une manière définitive. Cette difficulté est du reste facile à prévoir, car, les deux affections que nous étudions doivent nécessairement avoir par leur nature, un grand nombre de points communs. Elles présentent l'une et l'autre des accidents de péritonite partielle. Celle-ci donne lieu dans un cas à une exsudation de fausses membranes enkystant un liquide séreux ou purulent ; dans l'autre, au contraire, l'épanchement sanguin est primitif, du moins dans la grande majorité des cas, et donne lieu à la production des fausses membranes qui forment également un kyste.

« La difficulté que je signale et dont on n'est pas suffisamment convaincu, est en tout semblable à celle qui se présente lorsqu'il s'agit de distinguer une pleurésie simple ou purulente d'une pleurésie hémorrhagique. Elle résulte de ce que les pelvipéritonites séro-adhésives, purulentes, et les hématocèles ne sont les unes par rapport aux autres, comme les diverses inflammations de la plèvre, que des variétés d'une seule et même affection et ont, par cela même, une foule d'éléments communs. » (Bernutz et Goupil) (1).

Avant de commencer l'étude de leur diagnostic différentiel, nous croyons devoir rapporter en peu de lignes l'histoire de ces deux affections. Nous verrons ensuite quelles différences elles présentent soit dans leurs symptômes, soit dans leur marche.

§ I. *De la pelvipéritonite* (2).

Si nous faisons abstraction des pelvipéritonites survenant dans l'état puerpéral ou à la suite d'un avortement, nous pouvons les diviser sous le rapport étiologique en trois variétés :

1° Pelvipéritonite blennorrhagique ;

2° Pelvipéritonite traumatique ;

3° Pelvipéritonite menstruelle.

(1) Clin. méd. sur les maladies des femmes, t. II, p. 360.

(2) Nous empruntons une partie de ce qui va suivre à l'excellente monographie de MM. Bernutz et Goupil.

La pelvipéritonite blennorrhagique est assez fréquente et elle peut débuter de quinze jours à six semaines après le premier jour de l'écoulement.

Sous le nom de pelvipéritonites traumatiques, nous rangerons celles qui se développent à la suite de violences exercées sur le col ou sur l'utérus : excès vénériens, manœuvres chirurgicales exercées sur le col, cautérisations, scarifications, etc. On a vu également la pelvipéritonite se développer à la suite de causes moins violentes encore, le cathétérisme utérin, le toucher vaginal, l'examen au spéculum.

A ces différentes causes nous devons ajouter les diverses affections diathésiques des organes génitaux : cancer, tubercules, etc.

La pelvipéritonite menstruelle est celle qui se développe pendant les règles. Mais elle a toujours besoin pour se produire de causes déterminantes qui peuvent être l'une des causes mentionnées ci-dessus. Elle peut se présenter à la suite d'une menstruation incomplète, de douleurs dysménorrhéiques violentes, ou consécutivement à la suppression brusque des règles. Cette dernière cause est la plus fréquente de toutes (15 fois sur 20). Cette suppression peut être déterminée par l'impression du froid, par une impression morale vive, l'examen au spéculum, la cautérisation du col, etc.

Développée sous l'influence d'une des causes précédentes, la pelvipéritonite a deux modes de début distincts. Tantôt il est brusque ; tantôt, au contraire, c'est le cas le plus fréquent, après quelques jours de malaise dû à l'affection des organes génitaux qui va retentir sur le péritoine, la malade est prise d'un frisson et d'une douleur vive dans l'abdomen. Cette douleur est constante, mais ses caractères sont variables en étendue et en intensité ; elle rend la défécation et la miction très-pénibles, détermine des élancements dans la partie supérieure et interne du membre inférieur correspondant au côté affecté. Outre cette douleur spontanée, on constate encore une douleur provoquée par les mouvements de la malade, les inspirations profondes, les secousses de la toux et surtout l'exploration du médecin qui est le plus souvent impossible au début de la maladie. A la douleur et au frisson se joignent des phénomènes généraux plus ou moins graves: facies anxieux, nausées, plus rarement vomissements, constipation, ou au contraire diarrhée ; accélération du pouls qui est petit et serré. Ces phénomènes sont tantôt ceux d'une péritonite bien caractérisée, tantôt, et c'est le cas le plus fréquent, ils sont tellement amoindris qu'il est difficile de reconnaître une affection péritonéale. A cette époque, il n'existe pas encore de tumeur proprement dite, mais une résistance vague des culs-de-sac vaginaux.

Avant la manifestation de la tumeur, on voit dans le plus grand nombre des cas, c'est-à-dire, lorsque la pelvipéritonite ne doit pas se terminer par suppuration et amener une mort rapide, se produire un léger amendement des phénomènes généraux qui avaient surgi en même temps que le point de côté hypogastrique. Alors la douleur a diminué, et il est possible de faire l'exploration vaginale qui fait constater une tumeur rétro-utérine, déplaçant plus ou moins l'utérus et présentant les caractères que nous étudierons plus loin avec soin.

La tumeur une fois formée, reste stationnaire pendant un certain temps, puis sous l'influence des causes diverses, généralement le molimen menstruel, elle présente des recrudescences inflammatoires avec un cortége symptomatique analogue à celui du début, mais moins intense en général. En même temps la tumeur augmente de volume et parallèlement à cette augmentation surviennent des modifications dans le déplacement de l'utérus. Puis de nouveau, sous l'influence du repos la poussée inflammatoire s'éteint, la tumeur diminue jusqu'à une nouvelle recrudescence.

Le nombre de ces recrudescences est extrêmement variable, mais la malade y est d'autant plus exposée qu'elle en a eu un nombre plus considérable déjà. Lorsqu'elles ont été nombreuses, l'affection revêt un caractère chronique, et l'on voit tomber les malades dans un état de dépérissement qui met grand obstacle à la guérison.

On rencontre souvent dans le cours de la pelvipéritonite un phénomène qui lui est commun avec l'hématocèle métrorrhagique, les pertes sanguines. Cette complication peut se rencontrer à tous les stades de la péritonite, mais surtout au début et à la fin, lorsque celle-ci a revêtu un caractère chronique. Ces dernières sont de beaucoup les plus fréquentes. Dans ces deux cas l'écoulement s'accompagne souvent de douleurs dysménorrhéiques violentes, et alors même qu'il est peu abondant, il est préjudiciable parce qu'il augmente encore la débilité des malades.

Il est inutile de revenir sur la marche de la maladie que nous croyons avoir suffisamment bien fait saisir.

La durée est très-variable, elle peut varier de quelques semaines à plusieurs années.

Il existe plusieurs modes de terminaisons possibles de la pelvipéritonite. Dans certains cas elle peut entraîner la mort par la généralisation de la phlegmasie à tout le péritoine. Ces cas heureusement sont rares.

D'autres fois il y a suppuration, formation d'un abcès qui s'ouvre soit dans le rectum, soit dans le vagin ; plus rarement l'inflammation gagne les ligaments larges, la fosse iliaque ; il se forme un abcès et la collection purulente vient faire saillie au-dessus de l'arcade de Fallope.

Restent deux terminaisons possibles ; la résolution et le passage à l'état chronique qui s'observe surtout chez les sujets débilités, cachectiques, dont on ne peut relever la constitution.

La pelvipéritonite revêt la forme chronique, tantôt après avoir présenté une acuité plus ou moins marquée, tantôt d'emblée. Dans ce dernier cas surtout, la chronicité dépend de l'état constitutionnel, congénital ou acquis des malades. Les symptômes diffèrent peu de ceux que l'on rencontre dans les recrudescences des cas aigus, mais ils sont encore moins accusés. Par sa durée, elle peut apporter des entraves aux fonctions digestives à cause des adhérences qui s'établissent entre les divers points de l'intestin. Aussi voit-on quelquefois se déclarer tous les accidents de l'étranglement interne. Nous avons parlé plus haut des métrorrhagies fréquentes dans la pelvipéritonite chronique. En outre les fonctions génératrices peuvent être entravées pour un temps plus ou moins long du fait de ces adhérences.

Lorsque la résolution doit se faire, on voit au bout de quelques jours se produire un léger amendement des phénomènes généraux ; puis, à l'époque menstruelle suivante, les règles surviennent comme d'habitude, sous l'influence du molimen hémorrhagique, il se manifeste une réaction fébrile et la tumeur peut même subir une augmention de volume. Mais bientô la fièvre tombe, les accidents s'apaisent et la tumeur diminue et peut même disparaître.

§ II. *Hématocèle rétro-utérine.*

Quelle que soit la théorie que l'on invoque pour la production de l'hématocèle, que l'hémorrhagie vienne directement de la trompe ou de l'utérus (Bernutz) (1), qu'elle provienne de la rupture de l'ovaire ou d'une varice utéro-ovarienne (Devalz) (2), elle peut se produire dans deux circonstances distinctes, pendant la menstruation ou en dehors de la période cataméniale. La menstruation n'est que la cause occasionnelle de l'hémorrhagie dans le premier cas. Dans le second, il faut admettre d'autres causes déterminantes, des violences extérieures, le cahotement d'une voiture, etc. L'hématocèle se produit rarement dans cette circonstance, et l'on peut dire que la cause prochaine est presque exclusivement la menstruation.

Mais il faut encore une cause déterminante telle que : rapprochement sexuel exagéré, refroidissement des extrémités, etc.

Le début de l'hématocèle est variable (3). Il peut être rapide, et alors la malade accuse une douleur vive et subite dans le ventre.

D'autres fois il est moins brusque. La malade a ressenti des douleurs hypogastriques aux époques cataméniales et presque toujours éprouvé des irrégularités menstruelles consistant tantôt dans l'absence,

(1) Clin. méd. sur les mal. des femmes, t. I.
(2) Thèse de Paris.
(3) Voyez A. Voisin. De l'hématocèle rétro-utérine.

tantôt dans la diminution du flux périodique, tantôt au contraire dans son exagération. Dans l'un et l'autre cas, les règles peuvent être supprimées (hématocèle par rétention) ou au contraire continuer à couler à l'extérieur (hématocèle métrorrhagique).

Mais un phénomène presque constant, c'est la douleur dans le bas-ventre ; elle peut être plus ou moins vive, suivant que l'hémorrhagie se fait d'emblée d'une façon profuse, ou au contraire goutte à goutte. Presque toujours elle est bornée à la cavité pelvienne d'où elle peut s'irradier dans l'abdomen, les cuisses, en suivant le trajet des nerfs. Elle persiste pendant toute la durée de l'affection avec des exacerbations qui sont sous l'influence des péritonites partielles se développant pendant son cours. Cette recrudescence de la douleur a lieu aux époques menstruelles, surtout pendant que la tumeur est encore volumineuse, mais elle persiste encore pendant quelques mois alors qu'il n'existe plus trace de tumeur (A. Voisin). Outre les douleurs, il existe d'autres symptômes généraux plus ou moins graves et rappelant d'une part ceux de la péritonite, d'autre part ceux d'une hémorrhagie interne : pâleur quelquefois extrême, perte de connaissance, syncope, bourdonnements d'oreille, etc. On constate en même temps une augmentation notable du volume du ventre, produite par deux causes : la présence de gaz intestinaux et l'épanchement qui arrive quelquefois dès le début, à son volume définitif.

La palpation abdominale ne peut être faite dès les premiers jours. Lorsqu'elle est possible, on constate une tumeur de volume variable, faisant le plus souvent saillir en avant la paroi antérieure de l'abdomen, dépassant le détroit supérieur, d'où elle peut s'élever jusqu'à l'ombilic, s'étendant parfois vers les fosses iliaques. Cette tumeur n'occupe presque jamais la ligne médiane, mais est un peu déjetée d'un côté ou de l'autre du bassin, le plus souvent à droite (16 fois sur 24, d'après A. Voisin). Cette tumeur a une consistance variable qu'il est la plupart du temps impossible d'apprécier exactement.

Par le toucher vaginal pratiqué à cette période, on ne sent généralement rien, et cette tumeur, que l'on perçoit à la palpation, on ne peut l'amener au contact du doigt introduit dans le vagin; ceci tient à ce que, dans un certain nombre de cas, la tumeur reste élevée au-dessus de l'excavation. Par le toucher rectal on a la sensation d'une tumeur élevée dans le petit bassin, aplatissant le rectum; mais ce mode d'exploration est très-douloureux. De la présence de la tumeur résultent une constipation plus ou moins opiniâtre et du ténesme vésical tenant surtout à la compression exercée sur l'urèthre par le col de l'utérus, repoussé en avant contre la symphyse pubienne.

Au bout de huit à dix jours, tout a changé de forme; les phénomènes généraux se sont amendés, les douleurs ont diminué, ce qui permet de se livrer à un examen plus minutieux. La tumeur a augmenté généralement. Dans quelques cas elle paraît avoir diminué, ce qui est excessivement rare. Cette augmentation est plutôt due à la formation de fausses membranes enkystant la collection sanguine qu'à un nouvel épanchement. Mais elle tient aussi à ce que la tumeur a descendu et est devenue plus accessible au toucher vaginal. Quant à sa dureté, à sa consistance, on a les plus grandes difficultés à les bien apprécier. Nous y reviendrons plus bas.

Alors survient un temps de repos pendant lequel la malade est exposée à des accidents divers du côté du péritoine, accidents en général dus à des imprudences et pouvant amener de l'amaigrissement, de la chlorose, etc. A partir d'un mois ou six semaines, on s'aperçoit que la tumeur diminue, et cette diminution se fait par retraits successifs coïncidant avec les époques menstruelles. Cependant il peut arriver que la tumeur augmente dans ces conditions, et cela dans deux circonstances : ou bien il survient un nouvel épanchement sanguin, ou bien il se fait une nouvelle poussée inflammatoire sous l'influence de la congestion périodique. Il s'écoule ainsi deux, trois ou quatre mois. Alors la malade entre dans la troisième période, celle de terminaison. Elle peut se faire par résorption de la tumeur. La malade se sent de mieux en mieux, et la tumeur diminue par le procédé indiqué plus haut. D'autres fois la tumeur se vide dans le vagin ou le rectum, et l'on voit s'écouler un liquide rouge foncé, analogue à de la gelée de groseille ou à du raisiné, et d'une odeur fade et nauséabonde.

Mais, un autre mode de terminaison, c'est la suppuration. On voit alors l'état cachectique augmenter, la malade a des douleurs pulsatives dans le bas-ventre, quelquefois de petits frissons, revenant surtout le soir; elle pâlit. Le toucher et le palper ne donnent pas un compte exact de ce qui se passe; quelquefois cependant on peut sentir la fluctuation de la poche purulente qui finit par s'ouvrir soit dans le vagin, soit dans le rectum. Le liquide qui s'en échappe est tantôt complètement purulent, tantôt formé d'un mélange de pus et de sang.

Enfin, comme dernier mode de terminaison, henreusement très-rare, nous devons mentionner l'ouverture du kyste hématique dans la portion du péritoine restée saine, amenant une péritonite rapidement mortelle.

Tels sont, en abrégé, les symptômes et la marche de l'hématocèle rétro-utérine. Nous n'avons pas insisté sur les caractères de la tumeur à laquelle elle donne lieu, car nous y reviendrons plus bas avec détail.

§ III. *Diagnostic différentiel de la pelvipéritonite et de l'hématocèle.*

Nous croyons avoir suffisamment établi que chacune de ces deux affections présente trois périodes distinctes, nous allons examiner successivement leur diagnostic différentiel à la première, à la seconde et à la troisième période. Or, les symptômes sont de deux sortes, les uns sont fournis exclusivement par la tumeur, les autres par les phénomènes généraux et fonctionnels qui précèdent, accompagnent et suivent son apparition. Nous allons commencer par l'étude de la tumeur.

I.

Au début, la tumeur formée par la pelvipéritonite peut n'être pas perceptible par le toucher vaginal. En effet, les douleurs sont tellement intenses que toute exploration est impossible. Les mouvements imprimés à l'utérus sont excessivement douloureux. De plus, cette tumeur ne se forme que deux ou trois jours après l'apparition des premiers accidents.

Lorsque le toucher est possible, on constate d'abord dans un ou plusieurs des culs-de-sac vaginaux une résistance vague que la douleur ne permet pas toujours de très-bien apprécier. La tumeur est rarement très-épaisse à cette période et donne au doigt la sensation élastique d'un phlegmon à sa première phase. Néanmoins, malgré le peu d'épaisseur de la tumeur, on peut sentir que le cul-de-sac postérieur est un peu bombé. Mais cette élasticité diminue rapidement, et fait place à une induration qui constitue la période d'état de la pelvipéritonite, à moins cependant que cette tumeur ne passe rapidement à la suppuration, comme dans l'observation IV.

Par le toucher rectal, on éprouve les mêmes difficultés ; elles sont peut-être encore plus grandes, car les douleurs provoquées par ce mode d'exploration sont plus intenses. Il est le plus souvent impossible de rien trouver de positif par la palpation abdominale, car la tumeur n'est pas très-volumineuse, mais la difficulté est encore accrue quand la femme est jeune, qu'elle n'a pas eu d'enfants, qu'elle a les parois abdominales épaisses, chargées de graisse. Au moindre contact, les muscles abdominaux se contractent et il est impossible d'explorer cette région sans procurer à la malade des douleurs intolérables.

MM. Bernutz et Goupil (1) citent cependant un cas de péritonite suppurée généralisée dans lequel la malade n'a ressenti aucune douleur pendant tout le cours de sa maladie. Mais ces faits, un peu plus fréquents dans l'hématocèle, sont plus rares dans la pelvipéritonite.

Dans l'hématocèle au début, nous retrouvons encore les mêmes difficultés d'exploration, mais il en existe encore d'un autre ordre. En effet, dans un certain

(1) Bernutz et Goupil. Loc. cit.

nombre de cas, la tumeur formée par l'hématocèle est difficilement accessible au toucher; elle donne au doigt la sensation d'une tumeur très-élevée dans le bassin. Ceci tient à ce que l'épanchement n'est pas encore enkysté. L'affection ne mérite pas, à proprement parler, le nom d'hématocèle, puisque nous avons introduit dans sa définition la condition de l'enkystement. M. Siredey (1) en rapporte un exemple remarquable dans sa thèse. Il s'agit d'une jeune femme déjà atteinte de pelvipéritonite sous l'influence d'un coït six fois répété pendant la nuit, et apportée le lendemain à l'hôpital. Elle présentait une pâleur extrême et une tuméfaction énorme du ventre avec matité seulement dans les parties déclives, surtout douloureuses à la pression; syncopes et défaillances pendant la nuit. On crut à l'existence d'une hématocèle, bien que le toucher ne dévoilât aucune tumeur. Elle succomba trente-six heures après le début des accidents. Le toucher fut encore répété sans plus de succès sur le cadavre. A l'autopsie, on trouva un caillot de 2 livres non enkysté.

L'observation suivante est également assez intéressante à ce point de vue.

Observation II.

Hématocèle rétro-utérine.

X., 23 ans, domestique, entrée le 27 décembre 1872 à l'hôpital de la Pitié, dans le service de M. le professeur Lasègue.

D'une bonne santé antérieure, elle avait été réglée à

(1) Siredey. Thèse de Paris, 1860.

17 ans. Lors de leur première apparition les règles furent douloureuses, accompagnées de malaise, de pesanteur dans les reins et le périnée. Elles durèrent quinze jours cette première fois, puis elles se supprimèrent pendant un an. Vers l'âge de 18 ans, elles reparurent, mais d'une façon irrégulière, revenant tous les trois ou quatre mois, accompagnées de malaise et de douleurs de reins, peu abondantes. Cet état dure jusqu'à 30 ans. Dans cet intervalle elle put cependant continuer son ouvrage de domestique.

A 20 ans seulement, les règles parurent régulièrement; elles duraient quatre ou cinq jours et étaient peu abondantes.

Il y a un an, la malade avait alors 22 ans, elle eut un rhumatisme articulaire aigu pour lequel elle entra à la Charité et dont elle guérit parfaitement. Depuis cette époque, ses règles furent abondantes. Pas de métrorrhagies dans l'intervalle. Elle eut ses règles pour la dernière fois le 20 décembre 1872. Elles furent assez douloureuses. Elle éprouvait des douleurs dans le ventre et dans les fosses iliaques, de la pesanteur au périnée avec mal dans les reins. Les règles durèrent trois jours, puis s'arrêtèrent en diminuant petit à petit, mais ne se suspendirent pas brusquement. Elle éprouvait en même temps de la constipation, un peu de fièvre, mais elle continua son ouvrage. Elle était domestique chez un de ses parents, et il est probable que l'on n'exigeait pas d'elle une besogne très-fatigante. Elle ne pouvait marcher que courbée en deux. Voyant son malaise augmenter ainsi que ses douleurs, elle se décida à entrer à l'hôpital le 27 décembre 1872,

A son entrée elle fut examinée par M. Landrieux

chef de clinique de M. le professeur Lasègue qui constata les symptômes suivants :

Le ventre était dur, tendu, douloureux, surtout à gauche où il était impossible de pratiquer la palpation sans faire pousser des cris à la malade Au toucher vaginal on ne constate rien d'anormal. Le vagin était modérément chaud, le col était normal, les culs-de-sac souples et ne présentaient aucune tumeur.

Pendant la nuit la douleur de la fosse iliaque devint très-violente; la malade eut une fièvre assez forte. Deux jours après, redoutant un phlegmon des ligaments larges, on lui posa des sangsues qui amenèrent un soulagement notable ; la malade se sent mieux, la fièvre cesse, le ventre est souple, moins douloureux.

Il y eut peu de changement jusqu'au 8 janvier 1873. La malade n'a plus de fièvre, le ventre est redevenu plus souple, mais on provoque encore des douleurs par la palpation de la région hypogastrique. Elle n'est pas allée à la selle depuis deux jours, malgré un lavement purgatif.

Le toucher vaginal fut pratiqué de nouveau et fit constater le col sain appliqué très-fortement contre le pubis, le cul-de-sac antérieur libre ainsi que le cul-de-sac latéral droit. Mais le cul-de-sac postérieur est occupé par une tumeur d'une dureté presque fibreuse, arrondie, lisse, douloureuse et complètement immobile. Cette tumeur se prolonge un peu à gauche et proémine dans la moitié postérieure du cul-de-sac de ce côté.

Le toucher rectal permet de limiter très-bien la tumeur et fait constater les mêmes caractères. On constate de plus qu'elle comprime très-fortement le rectum dont les deux parois sont appliquées l'une contre l'autre et rend l'introduction du doigt un peu difficile et douloureuse. On peut constater aussi que les ligaments arges sont souples et non douloureux;

La palpation abdominale pratiquée dans la région hypogastrique est douloureuse, et ne fait pas percevoir le fond de l'utérus.

Traitement : purgatif, tamarin et casse.

Le 10. Nuit assez bonne. Elle va prendre un bain dans la matinée et s'y trouve mal. Elle reste souffrante toute la journée; cependant, elle n'a pas de fièvre le soir. Deux selles abondantes.

Le 11. Elle a eu un peu de fièvre pendant la nuit, insommie, coliques.

Au toucher vaginal : le col est toujours fortement appliqué contre le pubis; en arrière du col on sent toujours la tumeur qui a la même grosseur, la même dureté, mais est un peu moins douloureuse.

Le toucher rectal ne fait constater rien de plus.

Le 13. Fièvre la nuit. Douleur vague dans tout le ventre pendant toute la journée d'hier.

Le 14. Pas de changement dans la tumeur. On peut par la palpation du ventre sentir le fond de la matrice en arrière du pubis.

Le 19. La malade est à son époque et attend ses règles, mais il ne se fait aucun écoulement. Il n'y a aucune modification au toucher. Mais il reste de la pesanteur au périnée, et un sentiment de plénitude dans le petit bassin.

Le 22. Les règles n'ont toujours pas apparu, mais elle dit éprouver le malaise qu'elle ressent habituellement à son époque,

1er février. Les règles n'ont toujours pas paru.

Depuis le 22 janvier, la malade a eu des alternatives de bien et de mal. Mais l'amélioration des phénomènes généraux est manifeste. La malade ressent peu de douleurs dans l'abdomen; elle se lève et peut même se promener dans la salle.

Quant à la tumeur, elle est toujours très-dure et un peu douloureuse au toucher. Elle ne parut pas avoir diminué notablement.

Chez cette malade la tumeur n'avait été accesible par le toucher vaginal que plusieurs jours après l'apparition des premiers accidents. Elle avait dès cette époque une dureté considérable, telle qu'on la retrouve dans les hématocèles, et qui était comparable à celle d'un corps fibreux.

Dans certains cas, il est possible de sentir au-dessus du pubis une tumeur volumineuse, proéminente, envoyant des prolongements à droite et à gauche. Cette disposition existe rarement dans la pelvipéritonite et dans tous les cas est moins accentuée. Elle se rencontre surtout quand l'hémorrhagie a été considérable d'emblée.

Quelquefois la consistance de la tumeur est très-peu différente dans les deux affections, mais parfois aussi l'hématocèle est molle, pâteuse, ou bien donne une sensation spéciale qui permet de le distinguer de la pelvipéritonite. On a en touchant la tumeur, la sensation d'une poche remplie d'amidon; c'est ce qu'on a appelé la crépitation sanguine (1). Ce phénomène est souvent difficile à percevoir, mais d'autres fois on sent dans la tumeur une espèce de fluctuation profonde que l'on ne ressent pas dans les pelvipéritonites à moins qu'elles ne soient purulentes dès le début.

(1) Voy. Puech. Thèse de Montpellier, 1858.

Pour sentir cette fluctuation on peut comme le recommande M. Nélaton (1), l'index et le médius de la main droite étant introduits dans le vagin, les placer dans un certain état d'écartement sur la tumeur, puis l'index étant tenu fixe exercer un mouvement de pression brusque avec l'autre doigt. Le premier doigt est soulevé par le flot du liquide déplacé par le second. Mais nous croyons préférable de rechercher cette fluctuation soit par le toucher rectal combiné au toucher vaginal, soit encore par la combinaison du toucher avec la palpation hypogastrique.

Quand on perçoit nettement cette fluctation c'est un signe presque certain que la tumeur est due à une hématocèle, mais cependant les pelvipéritonites purulentes dès le début, offrent quelquefois une rénitence particulière très-analogue à celle que présentent les hématocèles dans les premiers jours de leur existence, mais qui cependant se rapproche plus d'une véritable fluctation et qui, même parfois, offre une ondulation des plus manifestes. Cette fluctation appréciable presque aussitôt après l'apparition de la tumeur, peut induire en erreur le médecin le plus habile.

L'observation suivante est un exemple de la difficulté que nous signalons (2) :

Observation III.

Pelvi-péritonite purulente, survenue à la suite d'ablutions froides pendant les règles.

J... (Victorine), 23 ans, couturière, entrée le 11 novembre 1872 à l'hôpital de la Charité, salle Sainte-Catherine, 1, service de M. le professeur Gosselin.

(1) Fenerly. Thèse de Paris, 1855.

(2) Je dois cette observation à l'obligeance de M. Longuet, nterne du service.

D'une bonne santé habituelle, elle a été réglée à 19 ans et d'une façon régulière. Ses règles duraient de cinq à sept jours par mois et étaient assez abondantes.

Il y a deux ans elle eut une suppression de règles qui amena des accidents semblables à ceux qu'elle accuse aujourd'hui.

Il y a huit jours, elle était au quatrième jour de ses règles, lorsque celles-ci s'arrêtèrent subitement après une ablution à l'eau froide. Elles restèrent suspendues pendant un jour et reparurent le lendemain sous l'influence de sangsues que lui ordonna son médecin. Cette suspension était accompagnée de douleurs violentes dans le ventre avec vomisssments, constipation et fièvre.

C'est dans cet état qu'elle fut amenée à l'hôpital de la Charité, sur la recommandation de son médecin.

A son entrée à l'hôpital elle présentait les symptômes suivants : fièvre, température 38°,6, soif, anorexie. Les vomissements avaient cessé, constipation depuis neuf jours. Douleurs spontanées pas très-vives, douleurs à la pression au bas-ventre et dans la région latérale droite. — Rétention d'urine.

Sur la ligne médiane, on observe un peu de saillie du ventre qui est ballonné, mais sans tuméfaction appréciable. Le ventre est dur, mais cette dureté est due à la contraction musculaire causée par la douleur.

Par le toucher vaginal on trouve le vagin très-chaud le col utérin un peu ouvert, allongé ; rien dans le cul-de-sac antérieur. Mais en arrière, on constate une tuméfaction considérable, rénitente, non très-bombée, très-douloureuse à la pression. Cette tuméfaction se prolonge à droite, mais elle est mal circonscrite.

Par le toucher rectal on sent très-positivement en suivant la paroi antérieure, une tumeur plus volumineuse, plus arrondie, faisant une saillie très-considérable en arrière de l'utérus dont elle est très-manifestement distincte. Ce n'est donc pas une flexion. Par la pression de cette tumeur on détermine une douleur très-vive. Elle est moins résistante qu'au toucher vaginal et l'on sent parfaitement en la comprimant le refoulement puis le retour d'un liquide.

Diagnostic : Hématocèle rétro-utérin.

Le 13. Douleurs très-violentes dans le bas-ventre ; miction difficile, ventre sensible à la pression ; mais les douleurs sont moins vives que dans la péritonite.

Température : Matin 38,2. Soir 38,5. Pouls à 100.

Purgatif donnant lieu à des selles abondantes.

Potion au chloral. Lavement laudanisé.

Le 14. La nuit a été bonne. Ecoulement par le rectum de matières glaireuses avec épreintes, pas de pus. Les urines sont suspendues depuis 5 heures du matin jusqu'à 5 heures du soir. Le cathétérisme donne issue à 200 grammes d'urine. Douleurs continues, très-violentes. Température : 39 le matin. 39,6 le soir. Pouls 108. — Choral et lavement laudanisé.

Le 15. Les douleurs continuent. Température 39 le matin et 39 le soir. Pouls 112.

La tumeur qu'on sent par le rectum n'a pas diminué, elle est toujours dure.

Les urines sont toujours peu abondantes. Au microscope on y trouve des bactéries en grand nombre, quelques globules blancs, quelques cellules épithéliales.

Le 16. A onze heures du matin, issue par le rectum d'une grande quantité de liquide purulent. Cet écoulement qui a continué toute la journée a été suivi d'une diminution considérable des douleurs.

L'urine est toujours peu abondante, trouble.

Le soir le mieux est très-accentué. La température s'est abaissée à 37,7, le pouls est à 100.

L'écoulement par le rectum continue.

Le 20. Le pus a continué à couler par le rectum en assez grande quantité. La malade ressent beaucoup moins de douleurs et n'a plus que de simples élancements dans le bas-ventre.

Le 25. Pas de pus par le rectum, État général bon.

La première question à se poser était la nature inflammatoire ou non inflammatoire de l'affection qui se présentait au diagnostic. Cette question était facile à résoudre. On ne pouvait guère avoir affaire à un cancer ; l'âge de la malade, l'état antérieur de la santé faisaient rejeter cette supposition. Ce n'était pas non plus une grossesse, car la malade venait d'avoir ses règles et n'avait présenté aucun des symptômes de grossesse. Etant admise l'existence d'une affection inflammatoire, il s'agissait d'une hématocèle, ou d'une pelvipéritonite.

Mais le début brusque au moment des règles, la fluctuation peu marquée, mais évidente cependant, plaidaient en faveur de l'hématocèle. De plus le volume de la tumeur était plus considérable qu'il ne l'est généralement dans la pelvipéritonite à cette période. Il faut généralement plus de temps à cette dernière affection pour produire une tumeur aussi considérable.

Dans l'hématocèle au contraire, la tumeur arrive d'emblée à son volume définitif. Mais dans la collection purulente il n'y avait pas trace de sang; on n'avait donc pas affaire à une hématocèle, car à cette période, le caillot n'a pas encore eu le temps de se décolorer. C'était une pelvipéritonite à marche très-rapide.

En résumé, l'examen chirurgical de la tumeur à la première période nous apprend peu de choses sur le genre de l'affection à laquelle elle se rattache, ce qui tient surtout à la difficulté de l'examen.

Cependant, la présence dans l'abdomen d'une tumeur volumineuse formée dès le début des accidents est plutôt le fait de l'hématocèle que celui de la pelvipéritonite.

L'existence de la crépitation sanguine, ou de la fluctuation, est un signe à peu près certain d'hématocèle, mais l'absence de ces phénomènes ne doit pas faire rejeter cette affection, car ils manquent très-souvent, ou du moins sont très-difficiles à percevoir.

Du reste, la fluctuation peut se présenter au début des pelvipéritonites purulentes ou séro-adhésives. Enfin, dans l'hématocèle la tumeur est généralement plus molle, plus pâteuse que dans la pelvipéritonite qui donne lieu à une tuméfaction plus ou moins résistante. Mais ces caractères sont très-difficiles à apprécier.

Etudions maintenant le diagnostic des deux tumeurs dans leur *période d'état*, alors qu'il y a une rémission des phénomènes inflammatoires et que l'examen est ainsi rendu plus facile.

Dans les deux cas on est en présence d'une tumeur dure, résistante, de volume variable, située en arrière de l'utérus dont elle est parfaitement distincte. En effet, le fond de l'utérus peut être senti en palpant la région hypogastrique et en déprimant la paroi abdominale inférieure. De plus, les mouvements imprimés à la tumeur par le doigt introduit dans le vagin ne se transmettent pas directement à l'utérus dont elle est d'ailleurs séparée par un sillon. Ce sillon est tantôt très-manifeste, tantôt au contraire très-peu distinct, de sorte que c'est bien plutôt par la différence de niveau, de consistance, d'élasticité et par la configuration spéciale de cette tumeur qu'on reconnaît qu'elle est indépendante de l'utérus. Quelquefois cependant, en rapprochant l'utérus de la tumeur de manière à détendre les liens qui l'unissent à cet organe, on peut le faire basculer légèrement (Courty) (1).

Enfin, l'utérus est plus ou moins immobilisé, plus ou moins déplacé par la tumeur, qui offre quelquefois des battements artériels dus aux vaisseaux rampant à sa surface.

D'après M. Nonat, la présence des battements artériels à la surface de la tumeur serait pathognomonique de la pelvipéritonite. Mais, comme le fait judicieusement remarquer Aran, c'est le résultat pur et simple du refoulement du cul-de-sac du vagin qui rend accessibles au doigt les artères situées profondément, et qui surtout fournit un point d'appui solide pour apprécier ces battements. On comprend donc que l'hématocèle puisse y donner aussi bien lieu que la pelvipéritonite.

Tels sont les caractères communs; voici maintenant les différences :

Dans l'une et l'autre affection, la tumeur siége en arrière de l'utérus. Rarement elle est directement médiane, mais proémine toujours soit à gauche, soit à droite, soit des deux côtés à la fois. D'après A. Voisin, l'hématocèle siégerait plus souvent à droite qu'à

(1) Traité pratique des maladies de l'utérus et de ses annexes.

gauche (16 fois sur 24) (1). Dans la pelvipéritonite la tumeur est un peu plus souvent à gauche (Bernutz) (2). Mais ce signe a peu d'importance.

La présence d'une tumeur en arrière de l'utérus doit nécessairement imprimer à cet organe des déplacements variables, en rapport avec son siége et son volume. Dans la pelvipéritonite, rarement la tumeur siége directement en arrière, elle est presque toujours latéro-médiane. Si elle est en rapport avec le col et le corps de l'utérus, il y a déplacement en masse de l'organe du côté opposé à la tumeur. Si au contraire elle est en rapport seulement avec le corps, le col regarde en arrière ; il y a donc une antéversion ou plutôt une latéroversion. Si c'est avec le col, ce dernier se trouve repoussé dans le cul-de-sac opposé à celui où se trouve la tumeur et le corps regarde en sens contraire.

Dans l'hématocèle, la tumeur étant généralement assez volumineuse, la totalité de l'utérus est appliquée contre la paroi antérieure du petit bassin, le col vient fortement presser contre le pubis, et quelquefois on a de la difficulté à arriver au fond du cul-de-sac antérieur. Cette disposition était très-manifeste chez la femme qui fait le sujet de l'observation V. Mais, lorsque la tumeur est directement médiane dans la pelvipéritonite, le déplacement de l'utérus se rapproche de celui qu'on observe dans l'hématocèle et la confusion est très-facile à faire. Voici ce que disent à ce sujet MM. Bernutz et Goupil (3) : « La tumeur, qui dans ce cas est due à une pelvipéritonite, placée en arrière du col utérin, descendant plus bas que lui,

(1) A. Voisin. De l'hématocèle rétro-utérine.
(2) Bernutz et Goupil. Loc. cit.
(3) Loc. cit., t. II, p. 210.

lorsque surtout elle arrive à se prolonger un peu dans un ou dans les deux culs-de-sac latéraux, comme c'est le cas le plus fréquent, rappelle complètement par sa configuration la disposition qui avait été donnée comme caractéristique des hématocèles. Nous signalons d'une manière toute particulière le mouvement d'ascension et de projection en avant qui est imprimé au col par la tumeur rétro-utérine symptomatique d'une pelvipéritonite séro-albumineuse ou purulente, parce que l'interprétation inexacte de ce déplacement, que les phlegmons peuvent aussi bien déterminer que les hématocèles, a été cause de très-nombreuses erreurs de diagnostic. »

Voilà donc encore un caractère commun aux deux affections. Mais, à volume égal, la tumeur de la pelvipéritonite produit un déplacement moins considérable que celui de l'hématocèle. Ceci peut s'expliquer, d'après West (1), par la rapidité avec laquelle le sang est versé, comparée à la lenteur des modifications que produit le travail inflammatoire et qui ont pour effet de fixer la matrice et de la rendre moins facile à déplacer. Cette remarque est applicable dans les cas extrêmes lorsque la propulsion est très-considérable, ou au contraire à peine appréciable, mais dans les cas moyens nous croyons qu'il est impossible de baser le diagnostic sur le degré plus ou moins grand du déplacement. Nous n'avons pas de terme de comparaison pour le mesurer.

Voyons maintenant quelle est la consistance de la tumeur dans les deux affections et la valeur des renseignements que nous pouvons en retirer.

(1) West. Loc. cit., p. 516.

La tumeur symptomatique de la pelvipéritonite à cette période est dure et donne la sensation d'un phlegmon. Nous avons dit plus haut quelle était la manière de bien apprécier ses caractères. Cependant cette consistance diffère de celle que l'on trouve dans l'hématocèle. Dans cette dernière affection en effet, la tumeur est d'une dureté beaucoup plus considérable, dureté ligneuse (Trousseau) qui rappelle celle des corps fibreux. On peut quelquefois sentir dans l'hématocèle une sensation de fluctuation profonde, mais elle est très-difficile à apprécier. Cependant il ne faudrait pas se hâter de porter son diagnostic sur la constatation de ce seul signe, car dans la pelvipéritonite séro-adhésive, la tumeur formée par un épanchement enkysté peut aussi être fluctuante, mais jamais elle n'est aussi dure que dans l'hématocèle.

Enfin, dans l'hématocèle la tumeur est généralement moins douloureuse, présente moins de chaleur que la pelvipéritonite. La douleur peut même être nulle dans la première affection lorsqu'on l'observe à une époque éloignée de son début.

Nous avons vu quels étaient les caractères différentiels fournis par le toucher vaginal aux deux premières périodes, il nous reste à étudier comparativement la marche des deux tumeurs. Cette étude serait décisive si l'on pouvait, dans tous les cas, constater les résultats que fait prévoir la théorie. Il est loin d'en être ainsi. Voici cependant dans les cas les plus simples, et en nous supposant placés dans les meilleures conditions d'examen possibles, quelles données on peut en retirer :

Dans la pelvipéritonite, la tumeur peu apparente au début, se présente d'abord comme une tuméfaction non fluctuante, dure. Cette tuméfaction augmente peu à peu en restant dure un temps indéterminé, pendant lequel elle est soumise à des variations de volume en rapport avec les recrudescences inflammatoires dont nous avons parlé, puis peu à peu la tumeur se ramollit, suppure, à moins qu'elle ne s'indure et passe à l'état chronique. Donc, dans le premier cas, la tumeur dure d'abord devient fluctuante, dans le second elle reste dure, résistante pendant tout le cours de la maladie.

La marche de l'hématocèle est toute différente. La tumeur débute brusquement, atteint en peu de temps le volume qu'elle doit avoir ; elle commence par être fluctuante, puis molle, donnant au doigt une consistance spéciale, puis la séparation du caillot et du sérum s'opère et ce dédoublement est perçu par le doigt qui a la sensation de points durs par places et mous dans d'autres. Enfin, le liquide se résorbant, la tumeur s'indure jusqu'à devenir ligneuse, puis finit par disparaître par retraits successifs coïncidant avec l'époque menstruelle.

La palpation abdominale peut aussi nous donner quelques renseignements utiles dans la question qui nous occupe.

Dans la pelvipéritonite, la tumeur ne fait quelquefois aucune saillie au-dessus du pubis et ne peut être sentie qu'en déprimant fortement la paroi abdominale. Cependant il peut arriver qu'elle s'élève au-dessus du détroit supérieur, mais elle ne le dépasse guère que d'un ou deux travers de doigt.

L'hématocèle au contraire peut s'élever jusqu'à l'ombilic et dépasse presque toujours le pubis au-dessus duquel elle peut faire une saillie appréciable à la vue. On peut alors sentir par la palpation deux tumeurs juxtaposées d'avant en arrière. L'une antérieure, moins élevée, est formée par le fond de l'utérus. Elle est séparée de la tumeur postérieure par un sillon plus ou moins marqué. Celle-ci, quelquefois très-volumineuse, peut être médiane ou médio-latérale, quelquefois elle a deux prolongements de chaque côté, ce qui la fait ressembler à un trèfle de carte à jouer. Cette configuration a été donnée comme type dans l'hématocèle.

Nous devons parler ici d'un mode d'exploration proposé par M. Nélaton et avec lui par MM. Huguier et Nonat, l'examen au spéculum. En effet, dans quelques cas la muqueuse qui recouvre l'épanchement sanguin intra-péritonéal prend une coloration bleuâtre ou noirâtre, ardoisée. Cette coloration est propre aux hématocèles et serait un signe diagnostic presque certain, mais malheureusement très-souvent il fait défaut.

La ponction de la tumeur devait venir naturellement à l'esprit, et, en effet, ce serait un moyen de diagnostic certain. Cette ponction était autrefois employée comme moyen de traitement, mais les accidents qui en résultèrent y firent renoncer la plupart des chirurgiens. Nous croyons donc qu'on serait capable de l'employer et M. Voisin (1) le proscrit énergiquement comme pouvant amener l'infection putride. Cependant devant l'innocuité reconnue des ponctions capillaires dans les tumeurs fluctuantes des autres points de l'économie, on serait peut-être en droit d'es-

(1) A. Voisin. Loc. cit.

sayer ce moyen de diagnostic à l'aide de l'aspirateur Dieulafoy.

Il nous reste peu de choses à dire sur la terminaison des deux tumeurs. Lorsque l'abcès est formé dans la pelvipéritonite, il s'ouvre très-rarement dans la cavité péritonéale. Nous n'avons pas besoin d'insister sur la gravité de ces accidents qui rend tout diagnostic inutile. Si la collection purulente s'ouvre dans le vagin ou le rectum, on a généralement affaire à une pelvipéritonite (1), car, bien que la terminaison par suppuration soit possible dans l'hématocèle, elle est assez rare, et presque toujours le pus est mélangé à du sang non encore décoloré.

Mais il peut arriver, et il arrive fréquemment, que l'hématocèle se termine par induration ; il reste un noyau dur, ligneux, analogue à ceux qui sont consécutifs à une pelvipéritonite chronique, primitive ou non. Si le médecin n'est appelé à voir le malade qu'à cette période, il peut être très-embarrassé ; le diagnostic est extrêmement difficile. Il faut alors qu'il ait recours aux antécédents, et qu'il reconstruise l'histoire de la maladie, pour faire un diagnostic rétrospectif.

Enfin, quand la poche hématique s'ouvre au dehors et donne issue à du sang, il n'y a pas de doute possible.

En résumé, dans l'hématocèle, le volume de la tumeur est plus grand et amène en général des déplacements plus considérables de l'utérus.

La tumeur peut s'élever jusqu'à l'ombilic, tandis que dans la pelvipéritonite, elle dépasse rarement le pubis.

(1) Voy. Obs. 2.

Elle est plus dure, et peut acquérir une consistance ligneuse. Elle peut être quelquefois, même à cette période, le siége d'une fluctuation profonde. Ce phénomène peut cependant se montrer dans la pelvipéritonite séro-adhésive, mais dans tous les cas, la tumeur de l'hématocèle est plus dure.

Enfin, cette dernière est moins chaude, moins douloureuse.

De plus, dans la pelvipéritonite, on n'observe jamais la coloration bleuâtre du vagin, dont nous avons parlé, et qui existe quelquefois dans l'hématocèle.

Enfin, si la tumeur s'ouvre soit dans le vagin, soit dans le rectum, la nature du liquide qui s'en échappe vient éclairer le diagnostic.

On voit, par ce qui précède, combien les caractères distinctifs des deux tumeurs sont peu tranchés dans la majorité des cas.

Si l'on se bornait à l'examen physique de la tumeur, il serait donc à peu près impossible d'arriver à un diagnostic certain. A part certaines conditions dans lesquelles l'examen a pu être fait dès le début, il est difficile d'asseoir son opinion sur la seule considération de cette tumeur. Nous allons maintenant étudier les signes distinctifs fournis par les antécédents des malades, par l'enchaînement des symptômes et la marche des accidents. « Nous croyons que ces derniers symptômes ont la prééminence sur les signes physiques, non-seulement à cause de l'obscurité que ceux-ci peuvent avoir dans certains cas, même pour les gynécologistes les plus expérimentés, mais parce qu'on ne peut demander à tous les médecins une finesse de tact qui ne s'acquiert et ne se conserve que par des explorations journalières. Je la donne surtout, parce que je désire persuader à tous les médecins que, sans cette finesse de tact, qui est utile, mais non indispensable, ils peuvent cependant arriver à connaître les affections génitales, à les différencier les unes des autres, par une observation attentive de leurs malades, et à les soigner aussi utilement, quelquefois plus utilement que ceux qui en ont fait une étude spéciale, en puisant leurs indications dans les notions générales d'une saine pathologie, qui proscrit toutes les médications téméraires. » (Bernutz et Goupil.) (1).

II.

Si l'on considère les diverses causes qui président au développement de la pelvipéritonite, il est facile de se convaincre que, dans la très-grande majorité des cas, la seule variété de cette affection qui puisse être confondue avec l'hématocèle est la péritonite menstruelle. En effet, quand elle n'est pas accidentelle, ne résulte pas de la rupture de l'ovaire ou d'une varice ovarienne, l'hématocèle se produit presque toujours pendant la période cataméniale. Lorsqu'elle reconnaît pour cause la rupture de l'ovaire, elle est rapidement mortelle, et souvent le médecin arrive trop tard pour porter un diagnostic. Si elle résulte de la rupture d'une varice ovarienne, la coïncidence des varices aux jambes peut nous mettre sur la voie. D'un autre côté, l'existence d'une blennorrhagie, d'une ulcération du col, le fait d'un traumatisme des organes génitaux, feront pencher vers la pelvipéritonite, surtout si ces causes agissent dans l'intervalle des règles. Mais la pelvipé-

(1) Bernutz et Goupil. Loc. cit., p. 385.

ritonite peut survenir pendant l'écoulement du flux périodique et sous l'influence des mêmes causes que celles qui ont déterminé l'hématocèle. La difficulté est alors très-grande. Il faut chercher la solution du problème dans les antécédents de la malade, le mode d'apparition des accidents, leur marche ultérieure, en un mot, dans toutes les circonstances que peut présenter chaque cas particulier.

Le début est en général plus brusque dans l'hématocèle. De plus, et nous insistons sur ce fait parce qu'il a une grande valeur, dans cette affection les troubles de la menstruation manquent rarement, et, quel que soit le trouble de cette fonction, soit une abondance exagérée ou une diminution, soit une apparition irrégulière ou trop fréquente, l'écoulement se supprime tout à coup ou n'apparaît pas. Les malades sont alors prises d'accidents subits, quelquefois formidables. L'observation suivante montre bien l'un des modes de début de l'hématocèle :

Observation IV.

Lucie G..., femme publique, âgée de 17 ans, est réglée depuis l'âge de 14 ans, mais d'une façon très-irrégulière ; ses règles tantôt avançaient d'une dizaine de jours, tantôt étaient retardées d'un temps égal. L'écoulement durait de trois à cinq jours avec assez d'abondance, mais sans provoquer de douleurs ; dans l'intervalle, elle avait un peu de leucorrhée. Son premier coït, qui date d'un an environ, n'a rien changé dans son état de santé.

Au mois de mars 1871, à la suite d'émotions vives ressenties pendant l'insurrection de Paris, les règles ont cessé de paraître pour ne revenir qu'au mois de septembre de la même année. Dans cet intervalle, la malade n'a éprouvé aucune douleur et a joui d'une santé parfaite. Au mois de septembre, les règles ont reparu, mais avec la même irrégularité qu'auparavant, et sans qu'il se présentât d'autres troubles dans la santé de cette femme.

Le 5 novembre suivant, ayant ses règles, elle alla au théâtre, prit froid en sortant, et se coucha sans éprouver toutefois la moindre douleur; pendant la nuit, elle dormit tranquillement, et, suivant ses affirmations, ne pratiqua point le coït.

Le lendemain matin elle ressentit un violent point de côté au-dessus du sein droit, avec de petits frissons répétés. Elle remarqua en même temps que ses règles, qu'elle avait la veille, s'étaient supprimées. Malgré cela elle marcha toute la journée, et ne se coucha que le soir avec une violente douleur du côté droit et une forte fièvre. Elle a passé une nuit fort agitée, éprouvant des vomissements très-fréquents, liquides, verdâtres, fort amers. La douleur était généralisée à tout le ventre. Elle avait en outre une leucorrhée assez abondante.

Le jour suivant, dans la matinée, elle se fit porter à l'hôpital de la Charité, et entra dans le service de M. Bourdon. Ses vomissements avaient cessé, mais la moindre pression sur l'abdomen déterminait de violentes douleurs.

Le soir même de son arrivée, on lui pose 20 sangsues à la région hypogastrique, 10 de chaque côté; le lendemain, nouvelle application de 20 sangsues au même point; quinze jours après, des douleurs sourdes persistant dans l'abdomen, deux vésicatoires sont posés dans la même région. En outre, des cataplasmes laudanisés étaient maintenus sur le ventre.

Le 6 décembre, elle sort de l'hôpital en éprouvant toujours de sourdes douleurs dans l'abdomen, avec une leucorrhée abondante et sans que ses règles aient encore reparu. Elle n'avait du reste, depuis longtemps, plus de fièvre et l'appétit était parfaitement normal

Dès qu'elle fût sortie de l'hôpital, elle se livra à tout espèce d'excès. Le 10, ses règles revinrent avec abondance; le 12, elle ressentit de violentes douleurs dans l'abdomen, mais sans vomissements. Le 13, elle resta couchée. Le 14, elle entre à l'hôpital de la Pitié (salle Sainte-Geneviève, n° 22). Ses douleurs ne sont plus aussi vives, elles sont disséminées dans tout le ventre, tout en conservant une intensité plus grande à gauche. Mais elle se plaint surtout de douleurs extrêmes qui accompagnaient la miction et la défécation ; du reste, elle est ordinairement constipée et ne va à la selle que grâce à des lavements répétés.

Le palper abdominal ne développe qu'un peu de douleur dans la fosse iliaque gauche.

Au toucher, on trouve un col pointu, non entr'ouvert, un peu porté en arrière. Le corps de l'utérus est peu volumineux, immobile et semble enclavé dans une tumeur qui occuperait son pourtour. Dans les culs-de-sac postérieur et latéral gauche, on sent une tumeur volumineuse, ne présentant pas de battements.

L'auscultation de la poitrine ne révèle aucun signe stéthoscopique anormal; les battements du cœur sont réguliers, mais un peu précipités.

L'appétit a un peu diminué depuis quelques jours. La radiale présente 70 pulsations.

Si on interroge ses antécédents, elle dit avoir eu la

rougeole et la petite vérole volante dans son enfance. A l'âge de 13 ans, elle a eu de violentes douleurs rhumatismales limitées aux deux épaules.

Sa mère est morte de péritonite, suite de couches et son frère se porte bien.

Le soir du jour de son arrivée à l'hôpital, on lui ordonne 45 centigr. d'ergotine, de la limonade sulfurique et un cataplasme laudanisé sur le ventre.

Les jours suivants, rien ne se produit de nouveau dans son état, si ce n'est que la douleur qu'elle ressentait en arrivant disparaît rapidement. Mais la constipation continue et n'est vaincue que par l'administration fréquente de lavements. Les douleurs abdominales ne sont plus que très-vagues et sont à peine réveillées par une assez forte pression. Les règles n'ont pas reparu ; elle continue à avoir une leucorrhée assez abondante.

Le 9 janvier suivant ses règles apparaissent; la veille, on avait appliqué sur le ventre un vésicatoire et on lui avait ordonné un bain sulfureux. Elle a du reste un bon appétit et elle dort parfaitement; en outre sa constipation semble avoir diminué et elle va un peu plus régulièrement à la selle. Les efforts de la défécation réveillent encore dans l'abdomen des douleurs assez vives. A la suite de ce mieux réel, elle demande à sortir de l'hôpital. La tumeur avait considérablement diminué après les règles, et par le toucher vaginal on arrivait difficilement à la sentir.

Nous ne sommes pas suffisamment éclairé sur la nature des phénomènes qui se sont produits chez cette femme lors de son entrée à la Charité. Tout ce que nous pouvons dire, c'est qu'elle a eu des accidents de péritonite.

Il est probable que la tumeur qu'elle porte à son entrée à la Pitié date de ces premiers accidents. L'état antérieur de la menstruation, qui avait toujours été irrégulière, surtout depuis le mois de mars 1871, donne lieu de penser qu'il s'agit d'une hématocèle. En effet, la malade a éprouvé les premiers symptômes presque immédiatement après la suppression de ses règles. En outre, voici un signe qui a quelque valeur (1). Elle raconte qu'elle a eu des frissons répétés. Or, le frisson de la pelvipéritonite est généralement unique, dure une demi-heure, une heure, et une fois terminé, il ne se répète plus, tandis que dans l'hématocèle, le frisson est moins intense, mais se renouvelle à plusieurs reprises, chaque fois qu'une nouvelle quantité de sang fait irruption dans le péritoine. En outre, les accidents qu'elle a éprouvés un mois après sont plutôt en rapport avec ce que l'on observe dans l'hématocèle. Il y a peu de réaction fébrile, une douleur vive tout à fait au début, mais bientôt considérablement amoindrie. Enfin, à l'époque menstruelle suivante, nous voyons la tumeur diminuer considérablement sans que la malade ait eu de recrudescence inflammatoire. Ce phénomène manque rarement dans la pelvipéritonite, à l'occasion du molimen hémorrhagique normal, quand bien même celui-ci doit être favorable à la maladie. Cette malade a éprouvé des accidents du tube digestif, nausées et vomissements qui ne se montrent pas habituellement ni dans la pelvipréitonite ni dans l'hématocèle avec autant d'intensité, mais que l'on peut rencontrer cependant dans ces deux affections.

Nous rapprochons de cette dernière observation la

(1) Siredey. Thèse de Paris, 1860.

suivante, dans laquelle l'hématocèle s'est déclarée à la suite d'une suppression des règles, ou plutôt d'une non apparition des règles, deux mois avant le début des accidents qui ont amené la malade à l'hôpital.

Observation V.

Hématocèle pelvienne.

X..., âgée de 30 ans, entrée le 30 septembre 1872 à l'hôpital de la Pitié, salle Saint-Charles, n° 35, service de M. le professeur Lasègue.

D'une bonne santé antérieure, réglée à 14 ans, elle a vu ses règles régulièrement, sauf pendant une grossesse suivie d'un accouchement heureux, il y a dix ans.

Ses règles avançaient de quatre ou cinq jours chaque mois, elles étaient abondantes, fortement colorées et duraient de six à sept jours. L'écoulement se produisait du reste sans douleur. Elle a eu ses dernières règles à la fin du mois de juin 1872, et ne les a pas revues le mois suivant, comme elle s'y attendait. Aucun symptôme utérin à cette époque. Elle ne peut donner de causes à cette suppression. Elle paraît, du reste, mener une vie assez douce, sans fatigue ni travail exagérés.

Vers le commencement d'août (elle ne précise pas au juste l'époque), elle fut prise, sans raison, au milieu de la journée, pendant qu'elle vaquait aux soins de son ménage, d'une douleur vive dans le bas-ventre. Il lui fut impossible de continuer ses occupations. Elle ne perdit pas connaissance, mais fut forcée de se coucher. Elle eut quelques nausées dans la journée et un vomissement. La douleur diminua cependant par le décubitus.

Deux ou trois jours après, elle fut reprise de la même douleur et dans les mêmes circonstances. Elle fut forcée de s'étendre sur son canapé. La douleur cède encore cette fois-ci, mais pas complètement, et jusqu'à la fin de septembre elle éprouva de la pesanteur dans le bas-ventre, des douleurs ou plutôt des incommodités dans cette région. Elle se crut enceinte, mais ne fit pas constater son état par un médecin.

Elle pouvait cependant vaquer à ses occupations, qui, comme nous l'avons dit plus haut, n'étaient pas très-fatigantes. Cependant, de temps en temps elle était plus incommodée que d'habitude et ne pouvait marcher que courbée en deux.

Le 29 septembre, elle éprouva de nouveau une douleur vive dans le bas-ventre et la fosse iliaque gauche. Inquiète, elle fit venir un médecin qui lui déclara, sans l'examiner, qu'elle était enceinte. Mais il ne la toucha pas et se contenta de lui prescrire une potion calmante.

La nuit, les douleurs continuèrent. Elle eut un vomissement. Le lendemain, son médecin revint la voir et l'engagea à entrer à l'hôpital. Elle s'y fit transporter en voiture immédiatement. Elle ne pouvait marcher sans voir ses douleurs s'exaspérer et son mari fut obligé de la porter.

Le 30. La malade présente les phénomènes suivants : Pâleur du visage; elle se plaint d'uriner difficilement et la miction est douloureuse. On la sonde immédiatement, ce qui lui procure un soulagement notable.

Elle accuse en outre de la constipation. Elle n'est pas allée à la garde-robe depuis dix jours.

Purgatif. Cataplasme sur le ventre. Repos au lit.

1er octobre. Le ventre est ballonné, modérément

douloureux à la pression, surtout à la partie moyenne de l'hypogastre et la fosse iliaque gauche.

Par la palpation, on constate une tumeur occupant la partie moyenne du bas-ventre, dépassant le niveau de la symphyse pubienne, mais mal délimitée. Rien à droite. A gauche, on sent également une tumeur qui se confond, à sa partie interne, avec la première. Mais elle n'est pas plus nettement limitée à sa partie supérieure. Au toucher vaginal, on trouve le col de l'utérus normal, mais il est très-fortement appliqué contre la face postérieure de la symphyse pubienne. Le cul-de-sac droit est libre, ainsi que l'utérus.

Dans le cul-de-sac postérieur, on trouve une tumeur qui se prolonge dans le cul-de-sac gauche. Cette tumeur enveloppe ainsi le quart postérieur gauche du col utérin. Et par le palper et le toucher combinés, on s'assure qu'elle ne fait qu'un avec la tumeur hypogastrique.

Cette tumeur est dure, résistante, peu douloureuse à la simple pression; mais, quand on cherche à lui imprimer un mouvement par le palper et le toucher réunis, on détermine une sensation douloureuse. Il existe entre le corps de l'utérus et cette tumeur un sillon manifeste qui va en se perdant à mesure que l'on approche du bord droit de l'utérus.

L'utérus est immobile dans le sens antéro-postérieur, mais un peu mobile latéralement.

Diagnostic : Hématocèle rétro-utérine.

Repos, cataplasmes sur le ventre.

Les jours suivants, sous l'influence du repos, les accidents cessèrent ou plutôt s'amendèrent notablement. Mais, au bout de quelques jours, la malade accusa des douleurs dans la fosse iliaque droite et on constata par la palpation un empâtement diffus occupant cette région, avec une résistance profonde. Le toucher fit percevoir dans le cul-de-sac droit une tumeur mal délimitée, fluctuante, un peu rénitente.

L'état général ne s'aggrave pas.

Cette tumeur disparut par le même traitement, et l'amélioration continua.

5 novembre. La malade a eu par la vulve un écoulement sanguin peu abondant. C'était à peu près l'époque de ses règles. Cet écoulement dura trois jours, puis cessa.

Le 15. Le mieux persiste, l'état général est très-bon.

L'appétit est revenu. Elle a repris ses couleurs.

A la palpation du ventre on ne constate rien dans la fosse iliaque gauche.

Dans la fosse iliaque droite un peu de douleur à la pression, avec sensation très-accusée d'empâtement profond. Le toucher vaginal donne :

Col abaissé, fortement porté en avant, non douloureux, offrant sa conformation et sa consistance normales. Dans le cul-de-sac antérieur rien d'anormal, pas plus que dans le cul-de-sac droit. Mais en arrière, tumeur dure, rénitente, indolente; utérus immobile dans le sens antéro-postérieur et dans le sens latéral, mais un peu mobile d'en bas en haut. La tumeur du cul-de-sac gauche a notablement diminué.

Le 24. Depuis trois jours la malade ressent dans le bas-ventre de légères douleurs. Sensibilité modérée à la pression. Pas de changements au toucher vaginal.

Le 25. Utérus immobile. Toucher un peu douloureux. Constipation. — Lavement.

Le 26. Par le toucher vaginal on constate : Col porté à droite. L'utérus est immobile.

La tumeur est plus volumineuse à gauche que les jours précédents. Il existe toujours entre l'utérus et la tumeur une ligne de séparation bien marquée.

Toucher rectal : Le doigt entre difficilement, et l'introduction est un peu douloureuse.

Le rectum est aplati par la tumeur qui remonte assez haut pour qu'on ne puisse sentir le corps de l'utérus.

A la palpation, peu de douleurs ; on sent une tumeur appliquée contre la symphyse pubienne, et qui n'est autre que l'utérus. Douleurs légères dans le bas-ventre.

Le 30. La malade a ses règles qui sont peu abondantes et s'accompagnent de légères douleurs dans le bas-ventre. Elle veut quitter l'hôpital.

Il est regrettable que nous n'ayons pu constater l'influence des règles sur le volume de la tumeur.

Les accidents subits que cette malade a éprouvés à trois reprises différentes à l'époque de ses règles, l'amendement très-notable observé immédiatement, le peu d'intensité des phénomènes généraux, le volume considérable de la tumeur, son indolence relative, tels sont les éléments du diagnostic.

Mais le début peut être encore plus brusque et les malades entrent dans la maladie d'une manière solennelle. L'observation suivante est remarquable par la soudaineté des accidents qui ont signalé la première phase de la maladie.

Observation VI.

Hématocèle rétro-utérine.

Marie H..., couseuse à la mécanique, âgée de 21 ans, entrée le 27 octobre 1871, salle Saint-Charles, n° 39, service de M. le professeur Lasègue.

D'une bonne santé habituelle, la malade a eu seulement une rougeole il y a deux ans. Réglée à 15 ans, elle a vu disparaître ses règles pendant une année, de 16 à 17 ans, sans que sa santé en ait été troublée. A 17 ans, les règles sont revenues très-abondantes, et a chaque époque elles se prolongent pendant cinq ou six jours. Elles sont fortement colorées. Précédées de douleurs lombaires légères et de coliques insignifiantes, elles n'ont jamais obligé la malade à prendre du repos. Elles reviennent régulièrement, et l'époque de leur apparition avance chaque mois.

Début de la maladie le 15 octobre 1871.

La malade avait ses règles depuis trois jours. Le matin du 15 octobre, elles s'arrêtent subitement. Elle fut prise, au moment où elle allait se mettre à son ouvrage, d'une lassitude excessive, d'une douleur abdominale très-vive et de nausées. Elle tomba par terre et ne put se relever. Elle essaya de gagner son lit en se traînant, mais tout ce qu'elle put faire, fut d'arriver au pied de son lit, et elle fut obligée de prier une voisine, accourue au bruit de sa chute, de l'y porter. La douleur s'accrut d'une manière considérable en quelques heures. La malade, continuellement en mouvement, se trouvait dans l'impossibilité de prendre un peu de repos. La céphalalgie et la fièvre étaient d'ailleurs insignifiantes. Elle resta ainsi pendant douze jours, gardant le lit, et ce ne fut que le 27 octobre qu'elle se décida à entrer à l'hôpital. Un médecin appelé dans cet intervalle lui fit appliquer des sangsues.

Le 27. La malade se plaint d'une douleur très-vive dans la fosse iliaque gauche, s'exaspérant par la pression. Elle a de la constipation, de la céphalalgie, un peu de fièvre. La langue est blanche.

La douleur abdominale attire seule l'attention.

La palpation et la percussion ne font rien découvrir d'anormal dans l'abdomen. Il n'y a pas de ballonnement, les parois sont souples.

Au toucher vaginal, on découvre dans le cul-de-sac postérieur, un peu à gauche, une tumeur assez volumineuse, appliquant fortement l'utérus contre le pubis. On ne sent ni empâtement, ni fluctuation, mais un peu de résistance. Cette tumeur est douloureuse au toucher.

Col volomineux, rien dans le cul-de-sac droit.

Elle n'est évidemment pas constituée par le corps de l'utérus, car on ne sent aucune résolution entre elle et le col. Le toucher rectal n'apprend rien de plus.

Pouls et température normaux.

Diagnostic : Hématocèle retro-utérine.

Cataplasme laudanisé, repos au lit.

Les jours suivants la douleur abdominale diminue; la malade commence à se lever et circule dans la salle.

13 novembre 1871. La malade attend ses règles ce jour-là. Il ne se fait aucun écoulement.

Le 14. Les douleurs deviennent plus vives. Constipation. Pouls 84. T. 37°. 20 grammes d'huile de ricin.

Le 15. Les douleurs augmentent et atteignent une acuité égale à celle des premiers jours.

Pas de céphalalgie, pas de vomissements, ni de nausées.

Le ventre est plus ballonné qu'au commencent de la maladie, et on sent en palpant la fosse iliaque gauche un peu d'empâtement.

Le toucher rectal n'apprend rien. En somme, il n'y a de nouveau depuis l'entrée de la malade que l'empâtement de la fosse iliaque gauche.

Le 16. La douleur est moins vive que la veille, mais

elle s'étend jusqu'à l'épigastre. Elle est plus vive la nuit que le jour et interrompt le sommeil. Le ventre est dur et ballonné. Il survient des sueurs qui coïncident avec l'augmentation de la douleur. Pouls 67. Température normale.

La malade a peu d'appétit et mange deux portions avec difficulté.

Le 17. La douleur abdominale a diminué. Il est survenu une douleur qui s'étend de l'épine iliaque antérieure et supérieure dans la cuisse et jusqu'au genou. Pouls 65. Température normale.

Le 18. La douleur a reparu dans la cuisse à la même heure. Il y a de la constipation, accompagnée de coliques.

Les 20 et 21. Les accidents sont amendés. Il est survenu un écoulement séro-purulent; les lèvres de la vulve sont un peu tuméfiées.

Les 22 et 23. L'écoulement se continue. Les douleurs de la cuisse deviennent plus fréquentes. La malade est pâle, faible. Elle ne peut aller à la selle sans éprouver des vertiges.

Rien de nouveau jusqu'au 30 novembre.

Le 30. Il survient de la fièvre. La peau est chaude et sèche; le pouls rapide (100). La douleur iliaque est plus vive que jamais. La tumeur a augmenté de volume.

6 sangsues sur le ventre. Soulagement momentané.

1er décembre. La tumeur a considérablement augmenté. Elle a envahi le cul-de-sac antérieur et le col, qui au début se trouvait pressé entre la face postérieure du pubis, et maintament repoussé en arrière et en bas. On le sent à l'entrée de la vulve. Tuméfaction considérable de la vulve, accompagnée de douleurs. Augmentation de la douleur de la cuisse.

Le 6. Mieux. Grande pâleur depuis le 30 novembre.

Le 9. Au toucher vaginal, on sent toujours la tumeur dans le cul-de-sac antérieur, mais on constate qu'elle a diminué. Le col est revenu un peu en avant. Il est survenu des coliques et des selles diarrhéiques mêlées de pus. La tumeur suppure et s'est ouverte dans le rectum. Les douleurs ont perdu de leur acuité. L'appétit revient.

Dans les jours qui précèdent le 1er janvier, la malade commence à se lever et recouvre quelques forces.

Elle continue à rendre du pus par les selles en quantité variable pouvant être évaluée à 2 ou 3 cuillerées par jour.

1er janvier 1872. Les douleurs du ventre et de la cuisse ont reparu, accompagnées de douleurs lombaires intenses.

Le 4. Les règles apparaissent pour la première fois depuis le 25 octobre, mais elles ne sont pas aussi abondantes qu'avant cette époque et durent un jour et demi.

Le 8. Les douleurs continuent, plus vives pendant la nuit, et empêchent la malade de dormir. Frissons. Dans l'abdomen, sensation de pesanteur plus pénible que celle qu'elle éprouvait avant ses règles. Le toucher vaginal n'apprend rien de nouveau.

Le 10. Même état. Les douleurs augmentent d'intensité, le soir et pendant la nuit, pour diminuer le matin.

Les 17 et 18. Les douleurs persistent. On applique un vésicatoire sur la fosse iliaque gauche, qui procure à la malade un soulagement sensible.

Le 22. La malade se trouve un peu mieux, malgré la persistance des douleurs, surtout celles de la nuit qui l'empêchent de dormir. Le toucher vaginal n'apprend rien de nouveau. La malade présente une teinte anémique très-prononcée. — Sirop d'iodure de fer.

Le 25. Même état. L'écoulement par le rectum continue. Selles irrégulières. Les douleurs persistent.

Le 29. Douleurs dans la fosse iliaque droite. Le toucher vaginal ne fait rien constater de plus.

Le 30. Même état. La malade a vu revenir ses règles hier soir; elles ont disparu ce matin. Les douleurs n'ont pas augmenté. — Cataplasmes sur le ventre.

Le 31. Les règles ont reparu. La malade se plaint de douleurs plus vives. Elle souffre aussi de crampes d'estomac. — Pastilles de Vichy.

1er février. Les règles continuent. Les douleurs n'ont pas augmenté sensiblement; l'écoulement a cessé. En somme, il a duré près de trois jours. A partir de ce moment et les jours suivants, la malade se trouve de mieux en mieux.

Les 9 et 10. La douleur de la cuisse disparaît tout à fait; la douleur abdominale persiste, mais elle est bien moins intense et ne se fait guère sentir que la nuit.

Depuis deux ou trois jours, la malade descend au jardin et reste levée une partie de la journée.

Le 17. Le mieux a continué les jours précédents. La malade s'est levée tous les jours, a pris de l'exercice, et a mangé de bon appétit; ce matin elle éprouve un peu de malaise qui ne persiste pas les jours suivants.

Le 20. Rien de nouveau.

Le 22. Hier dans la journée, pendant qu'elle se promenait au jardin, la malade a failli se trouver mal à trois reprises; la tumeur de la fosse iliaque gauche est devenue plus considérable. On la sent parfaitement en palpant le ventre. Au toucher vaginal, le col est fortement repoussé en avant et à gauche. L'état général n'a pas beaucoup changé. L'appétit est assez bon. Pas de fièvre, un peu de constipation. Les selles contiennent toujours du pus.

Le 24. La douleur est encore vive, surtout le soir. L'état général est bon.

3 mars. Dans la journée d'hier, la malade était plus souffrante. Ce matin, elle a vu reparaître ses règles, et depuis ce moment les douleurs n'ont fait qu'augmenter dans la cuisse, comme dans le ventre.

Le 4. L'écoulement des règles continue.

Le 5. L'écoulement cesse et a été peu abondant.

Le 7. La douleur devient très-vive la nuit et a beaucoup augmenté, surtout celle du ventre qui empêche le sommeil. Il y a aussi de la douleur dans la fosse iliaque droite.

Le 19. Même état. La douleur est toujours très-vive dans le ventre, c'est dans cet état que la malade quitte l'hôpital vers la fin du mois de mars.

La malade est rentrée dans le service de M. Lasègue à la fin de décembre 1872, pour une affection rhumatismale. Elle raconte qu'à sa sortie de l'hôpital elle est restée deux mois sans pouvoir travailler. Au bout de ce temps, elle a repris son état de couturière. Pendant tout cet intervalle de temps, elle a rendu du pus par le rectum, et l'écoulement s'est arrêté il y a seulement deux mois et demi.

La malade a toutes les apparences d'une bonne santé. Elle ne ressent plus aucune douleur dans le basventre, ni dans la fosse iliaque gache.

Au toucher, on sent en arrière de l'utérus et à gauche une tumeur extrêmement dure, présentant sensiblement le même volume que quand elle est sortie de l'hôpital. Elle n'est pas accessible à la palpation abdominale. Cette tumeur, non douloureuse du reste, n'occasionne aucune incommodité à la malade ; l'utérus est immobilisé en partie par elle.

Les règles sont du reste revenues avec la régularité qu'elles présentaient avant le début de la maladie.

Le diagnostic était extrêmement délicat. Mais il était permis d'éliminer immédiatement un certain nombre d'affections. Le début brusque au milieu de la meilleure santé écartait les affections organiques et ne laissait de doute possible qu'entre les diverses tumeurs inflammatoires. Le volume de la tumeur, son siége, son indépendance avec l'utérus dont elle était parfaitement distincte, devaient faire penser à une pelvipéritonite ou à une hématocèle. Mais la distinction n'était pas très-facile à établir, car on n'avait pas assisté au début des accidents ; de plus, cette malade avait toujours été régulièrement réglée, et on ne peut invoquer en faveur de l'hématocèle les troubles de la menstruation. La malade n'a pas pu ou n'a pas voulu nous dire les causes de la suppression du flux cataménial ; mais, quelles qu'aient été les causes de cette supression brusque, il est évident que les accidents observés s'y rattachent d'une façon intime, et que l'apparition de la tumeur date de leur début.

La pelvipéritonite traumatique menstruelle, surtout la pelvipéritonite *a venere immoderata,* est fréquemment causée par une suppression des règles, mais jamais les accidents péritonéaux n'apparaissent avec cette soudaineté, cette violence qui rappellent le début des péritonites par perforation. Il semble évident que cette douleur vive, subite, apparaissant au milieu de la meilleure santé, sans avoir été précédée d'aucun malaise, ne pouvait pas être due au développement d'une pelvipéritonite qui n'arrive pas d'emblée à son summum, et qu'un épanchement de sang rend parfaitement compte de la soudaineté des accidents. De plus, si l'on s'en rapporte au dire de la malade, elle ne paraît pas avoir eu une réaction fébrile très-intense, ce qui s'accorde bien avec l'existence d'une hématocèle, et dans tous les cas la fièvre était insignifiante à son entrée à l'hôpital. Enfin, comme phénomène du début nous devons mentionner la lassitude et la faiblesse extrêmes accusées par la malade en même temps que la douleur subite, et qui étaient assez prononcées pour qu'elle n'ait pu se relever et gagner son lit où une voisine a dû la porter.

Du reste, la marche ultérieure de la maladie est bien celle de l'hématocèle ; peu de jours après son entrée à l'hôpital, on observe une rémission assez marquée pour que la malade puisse se lever et circuler dans la salle, puis, à l'époque menstruelle suivante, une poussée inflammatoire à la suite de laquelle la tumeur augmente notablement. Cette rémission existe également dans la pelvipéritonite; mais elle est généralement moins marquée. Cette fois, le molimen menstruel ne s'est traduit par aucun écoulement au dehors et c'est précisément cette absence d'écoulement qui expliquait l'augmentation de volume de la tumeur, soit qu'une nouvelle quantité de sang se fût épanchée dans le péritoine, soit, ce qui est plus probable, qu'il se fût, à l'occasion de la congestion périodique des organes génitaux, formé de nouveaux dépôts fibrineux. Cette observation nous montre d'ailleurs d'une manière frappante l'influence des règles sur la marche de la tumeur. En effet, nous venons de la voir à la suite de leur non-apparition, le 15 novembre, augmenter notablement de volume; puis la suppuration s'en empare et produit une série de phénomènes sur lesquels nous reviendrons.

Enfin, au commencement de janvier, les règles reparaissent, mais peu abondantes : nouveaux accidents inflammatoires, moins caractérisés cependant que la première fois.

Le 31 janvier, les règles reviennent, mais abondantes cette fois, et l'écoulement est suivi d'une amélioration notable; la tumeur, qui avait envahi le cul-de-sac antérieur, a considérablement diminué, et a repris le volume qu'elle avait au début de la maladie.

Cependant un fait doit encore attirer notre attention, nous voulons parler de la suppuration. Cette complication ou plutôt ce mode de terminaison, fréquent dans la pelvipéritonite, est rare relativement dans l'hématocèle. On l'observe cependant, mais il ne s'est écoulé dans le cas actuel que deux mois à peine entre le début des accidents et l'ouverture de la collection purulente, et l'on pourrait se demander si à une époque aussi rapprochée du début, on ne devrait pas trouver mélangés au pus des caillots non encore décolorés. Mais, comme nous ne savons pas encore d'une façon très-nette comment se comportent les épanchements sanguins intra-péritonéaux, ni au bout de combien de temps la matière colorante du sang est complètement résorbée, on peut bien, en définitive, admettre que la suppuration provenait de la poche hématique.

Cependant nous croyons pouvoir encore expliquer la non-coloration du pus d'une autre manière. Si nous considérons, d'une part, le volume actuel de la tumeur, sensiblement le même quatorze mois après son apparition, malgré la quantité énorme de pus rendue par la malade pendant huit ou dix mois ; si nous nous rappelons, d'autre part, les poussées inflammatoires observées chez cette femme pendant son premier séjour à l'hôpital, nous pouvons admettre que la suppuration a envahi, non pas la poche hématique primitivement enkystée, mais les prolongements de la tumeur, formés pendant le cours des pelvipéritonites successives, auxquelles nous avons assisté les cinq premiers mois de sa maladie.

Ce qui plaiderait en faveur de cette opinion, c'est que le 1er décembre 1871, la tumeur, après avoir considérablement augmenté, avait diminué successivement à mesure que la suppuration s'était établie ; seule la tumeur primitive n'a pas sensiblement changé de volume ni de consistance.

A l'appui de notre manière de voir, et pour justifier l'explication que nous avons donnée de la suppuration chez cette malade, nous rapportons encore l'observation suivante. Elle est, sous plus d'un rapport, analogue à la précédente, et nous avons été trop heureux d'entendre notre opinion confirmée par l'autorité de M. Gallard (1), pour ne pas nous empresser de la consigner ici.

Observation VII.

(Recueillie dans le service de M. le docteur Gallard).

Marie Vanden, âgée de 33 ans, journalière, dit avoir passé une partie de la journée du vendredi 17 janvier 1873 à laver du linge, alors qu'elle avait ses règles ; le soir, elle s'aperçut que le sang avait cessé de couler, quoiqu'elle ne fût qu'au second jour de ses règles, qui ordinairement durent quatre ou cinq jours chaque mois. Rentrée chez elle et n'éprouvant aucune douleur, elle se couche à son heure habituelle et pratique une fois le coït qui du reste ne fut point douloureux.

Le lendemain elle fait son ménage et monte deux ou trois seaux d'eau dans sa chambre située au troisième étage, comme elle le fait chaque jour. Des douleurs sourdes, qu'elle avait commencé à ressentir dès la matinée dans le bas-ventre, augmentèrent bientôt de plus en plus, au point qu'elle fut obligée, à cinq heures du soir, de se mettre au lit. Elle passa une nuit agitée, mais sans éprouver de nausées ni de vomissements.

Le dimanche matin, son ventre était ballonné et douloureux. La miction était impossible et depuis trois jours elle n'était pas allée à la selle. Ses douleurs ne cessant pas, elle entre à l'hôpital la Pitié (salle Sainte-Geneviève, lit n° 5), le mercredi soir, 22 janvier.

Elle est dans le décubitus dorsal, se plaignant beaucoup de douleurs dans la région abdominale et un peu dans la région lombaire. Le ventre est bal-

(1) Leçons orales.

lonné, globuleux ; la cicatrice abdominale est soulevée; une ligne brune se montre sur la partie médiane du bas-ventre, du nombril au pubis. A la partie supérieure de l'abdomen, existent de légères bosselures généralement disposées dans le sens transversal.

A la palpation, la paroi abdominale est résistante ; les muscles de cette région sont fortement contractés, et on ne peut les déprimer qu'en provoquant d'assez vives douleurs qui deviennent excessives si on enfonce la main plus profondément.

Un peu de matité s'obtient à la percussion au niveau de la partie antérieure du détroit supérieur du bassin du côté droit.

Au toucher, le col de l'utérus est fort abaissé, volumineux et entr'ouvert. La lèvre postérieure du col est très-saillante et en arrière d'elle on sent une tumeur lisse, arrondie, pâteuse, un peu douloureuse à la pression et sans battements. En avant, le doigt se trouve pressé entre l'utérus et la vessie refoulée contre la symphyse pubienne. Sur les côtés, la tumeur semble se prolonger d'arrière en avant.

En pratiquant le toucher rectal, on sent une tumeur volumineuse, remontant dans l'abdomen et présentant sur sa partie postérieure et en quelques points une certaine mollesse.

Le facies de la malade n'est pas notablement altéré. La langue est blanchâtre au centre et rouge sur les bords ; la soif vive, l'appétit nul. La peau est chaude et le pouls, assez fort, bat 96 fois par seconde. Elle ne peut uriner que lorsqu'on la sonde, et est constipée depuis le début de sa maladie.

Au point de vue des antécédents, la malade donne

les renseignements suivants : elle est réglée depuis l'âge de 14 ans, d'une façon régulière, et dans son enfance elle ne fit aucune maladie. Mariée à 21 ans, elle accoucha à 22 ans d'un enfant qui se porte bien ; à 24 ans, elle mit au monde, au bout de sept mois, un second enfant qui mourut le jour de sa naissance. Treize mois plus tard, elle eut une petite fille qui naquit au septième mois de la grossesse et jouit actuellement d'une bonne santé ; enfin, au bout de vingt-six mois nouvel accouchement heureux. A la suite de ces quatre grossesses, elle n'éprouva aucun accident et continua à être réglée d'une façon régulière. Depuis un an, elle est sujette, dit-elle, à des indigestions apparaissant après le dîner du soir : elle sent des bouffées de chaleur lui monter au visage et est obligée de dégrafer ses vêtements ; l'oppression est alors assez vive. Du reste elle ne tousse pas et ne crache pas : le murmure respiratoire est normal et les bruits du cœur s'entendent d'une façon bien nette.

Sa mère est morte d'une fluxion de poitrine. Son père est mort phthisique ; une de ses sœurs tousse depuis longtemps ; ses deux autres sœurs se portent bien.

Comme traitement, il est donné à la malade du calomel et de la glace *intus et extra*.

Le lendemain de l'examen de la malade (vendredi 24 janvier), les douleurs abdominales sont les mêmes. Même difficulté d'uriner. Elle a été à la selle au moyen d'un purgatif. La peau est chaude et la soif assez vive ; on trouve 84 pulsations à la radiale.

25. Hier soir, après de fortes nausées, a malade a vomi une cuillerée d'un liquide aqueux et légère-

ment verdâtre. Ses règles sont revenues mais en petite quantité. Nuit assez agitée; pouls 90. Suppression de la glace sur le ventre; on fait appliquer 20 sangsues sur l'abdomen. On prescrit une pilule d'extrait thébaïque pour le soir et un lavement laudanisé.

26. Hier, à la suite de l'application des sangsues, la malade a senti ses pertes, quoique faibles, diminuer encore. Les douleurs abdominales ont beaucoup diminué; elle a été bien plus calme pendant toute la journée : mais elle a alors commencé à ressentir des coliques, non continnes, revenant par instant, pour disparaître rapidement; ces douleurs, dit-elle, montent et descendent dans la partie droite du ventre. Le lavement laudanisé prescrit la veille n'a fait que très-peu d'effet.

La nuit a été bonne ; pour la première fois depuis le début de sa maladie, elle a goûté quelques heures de sommeil.

Ce matin, elle est tranquille dans son lit, tout en gardant le décubitus dorsal. Elle se sent mieux, quoique des coliques, qui du reste n'ont pas entravé son sommeil, reviennent encore à intervalles rapprochés.

Le ventre est toujours aussi volumineux; les anses intestinales forment de gros bourrelets à la partie supérieure; une pression légère n'est point douloureuse. La langue est chargée; n'a pas eu de vomissements; pas de céphalalgie, soif assez intense, peau chaude, pouls, 116, température axillaire, 38°.

30. Hier matin elle urina seule, pour la première fois depuis le début de la maladie, mais avec quelques douleurs cependant.

Dans l'après-midi, ses coliques continuaient; elle

alla deux fois à la selle, mais les matières rendues étaient excessivement peu abondantes et demi-molles.

Hier soir, en se réveillant, elle s'aperçut que ses draps étaient tachés par une matière purulente abondante, s'écoulant par la vulve. Elle a du reste passé une nuit satisfaisante. Elle continue à uriner seule avec de moins en moins de douleurs : elle a été de nouveau à la selle facilement, en rendant une matière également demi-molle et dont la malade ne peut préciser davantage le caractère.

Le ventre a un peu diminué de volume ; il est peu douloureux et présente des bosselures comme au début.

La malade est tranquille ; le facies est bon, la peau moins chaude, la langue moins chargée. : Pouls 102. Temp. : 37°,4.

Au toucher, vaginal on sent une dépression sur la tumeur au niveau du point qui l'autre jour était fluctuant ou du moins plus mou que les points voisins.

31 janvier. Hier elle est allée deux fois à la selle. Il n'y a pas eu de nouvel écoulement de pus ; elle urine bien. Pouls : 99.

En palpant le ventre, on a dans la fosse iliaque droite une sensation d'empâtement que l'on retrouve un peu à gauche de l'ombilic. Facies bon, pas de prostration.

1er février. Elle a été hier une fois à la selle et a rendu une petite quantité de matières demi-solides. Pas d'écoulement par la vulve. Renvois moins fréquents. Les coliques continuent, mais à intervalles moins rapprochés.

Miction facile. Langue humide et peu chargée. Ventre moins dur, moins volumineux. Aspect extérieur bon. Pouls : 84. Temp. 36°,2.

Le 7. L'état général est très-bon. Par le toucher, on trouve toujours en arrière de l'utérus une tumeur dure, plus dure que lors des examens précédents. Elle ne paraît pas avoir sensiblement diminué de volume.

Le diagnostic porté par M. le Dr Gallard était : hématocèle rétro-utérine.

Il était basé sur l'apparition brusque de la tumeur au moment des règles, sur son volume, sa consistance molle et pâteuse qui n'est pas celle que l'on observe dans la pelvipéritonite à cette période.

Cependant, les phénomènes de péritonite développés le lendemain de l'entrée de la malade à l'hôpital, les nausées, les vomissements verdâtres, le ballonnement du ventre, la fièvre assez vive, les douleurs assez intenses pour empêcher la malade de dormir, pouvaient faire naître quelques doutes sur l'exactitude du diagnostic. De plus, l'issue par la vulve d'une assez grande quantité de pus se rapportait plutôt à une pelvipéritonite. Mais, si l'on considère qu'après l'amendement des accidents inflammatoires et la cessation presque complète de l'écoulement purulent, la tumeur a conservé à peu de chose près le volume qu'elle avait au début de la maladie, on peut très-bien admettre, et c'est là l'opinion de M. Gallard, que le pus ne s'est pas formé aux dépens de la tumeur primitivement constatée. La suppuration paraît due à la pelvipéritonite consécutive, et dont la malade a présenté les symptômes le lendemain de son admission à l'hôpital.

Voici une observation qui montre bien quelle est la marche de l'hématocèle dans les cas qui se terminent par leur guérison rapide.

Observation VIII.

(Recueillie dans le service de M. le Dr Gallard.)

Victorine Thibaudet, lingère, âgée de 20 ans, est réglée d'une façon régulière depuis l'âge de 12 ans; elle voit chaque mois, pendant trois jours, et sans éprouver la moindre douleur.

Le 1er janvier dernier (1873), ses règles apparaissent au jour attendu; dans la nuit du 2 au 3, elle pratique le coït, et ses règles cessent brusquement. Le lendemain elle n'a qu'un peu de leucorrhée, alors qu'en temps normal elle n'y était point sujette; en même temps elle ressent quelques coliques. Elle continue, malgré cela, à marcher comme d'habitude; ses douleurs augmentent, et elle a dans le bas-ventre la sensation d'un poids qui tend à descendre.

Le 8 janvier, elle se met au lit avec des douleurs abdominales assez prononcées, augmentant par la pression. Le ventre n'était point ballonné; elle n'avait pas de nausées ni de vomissements; elle urinait facilement.

Les jours suivants, elle est agitée, a la peau chaude, éprouve des nausées, mais pas de vomissements.

Le 15, elle prend un purgatif pour combattre une constipation qui durait déjà depuis plusieurs jours.

Elle se décide enfin le 17 janvier à entrer à l'hôpital de la Pitié, salle Sainte-Geneviève, lit nº 26. Son ventre n'est point ballonné, mais il est douloureux à la pression; ces douleurs s'irradient du côté des reins et à la partie supérieure des cuisses.

Au toucher, le col de l'utérus est abaissé et appliqué derrière le pubis ; il ne présente pas d'ulcérations ; les culs-de-sac antérieur et postérieur sont assez marqués ; en arrière, on sent une tumeur lisse, sans chaleur, non douloureuse, s'étendant à droite et à gauche, plus marquée à droite. Elle est située au-dessus de la cloison recto-vaginale; elle ne présente pas de battements.

Par le rectum : tumeur molle, pâteuse, sans résistance ni fluctuation.

Par la palpation de la paroi abdominale, on sent la tumeur plus particulièrement à gauche.

La malade, du reste, n'a plus de nausées ni de petits frissons ; elle n'a pas d'appétit ; la radiale donne 90 pulsations, la température axillaire est de 39°,2.

On prescrit six ventouses scarifiées sur le ventre, et un lavement laudanisè.

Le 18, les douleurs abdominales sont un peu calmées. Pouls 90 ; température axillaire, 38°.

Le 19, les douleurs ne sont pas assez vives pour l'empêcher de se lever, le pouls est à 64. Temp. 38°.

Les jours suivants, elle ne ressent plus des douleurs abdominales, qui, toutefois, sont encore provoquées par la pression ; le toucher vaginal est également un peu douloureux. Elle continue, du reste, à se lever dans la journée, mais elle ne marche point.

Le 24, en pratiquant le toucher vaginal, on remarque que le doigt est moins serré en avant entre le col et le pubis ; en arrière, on sent une tumeur très-dure, mais qui n'est plus douloureuse ; elle déborde un peu du côté gauche. En ce point elle est molle et légèrement douloureuse. A droite, les tissus sont souples. En combinant le toucher vaginal avec la palpation hypogastrique, on peut parfaitement prendre la tumeur entre le doigt d'une main à l'autre main.

Le 26, la malade ne ressent plus que quelques douleurs par une forte pression, particulièrement à gauche. La fièvre est nulle; elle dort la plus grande partie de la nuit; l'appétit revient; elle attend ses règles au 1er jour du mois prochain.

La malade a eu ses règles le 28, et sous cette influence la tumeur a considérablement diminué.

1er février. Au toucher, on constate que le corps de l'utérus a ses dimensions normales; le col se trouve en rétroversion, ce qui est dû, soit au poids de la tumeur, soit aux brides fibreuses, organisées sous l'influence de l'inflammation.

Chez cette malade l'épanchement n'a guère été annoncé au début que par la sensation éprouvée par la malade d'un poids tendant à descendre. Cependant il n'était guère possible de penser à une autre affection qu'à l'hématocèle. En effet, on avait d'abord évidemment affaire à une tumeur récente et par conséquent à une tumeur inflammatoire. Ce n'était pas l'utérus, puisqu'elle en était indépendante; de plus sa mollesse n'avait pas la consistance du tissu utérin. On n'avait le choix qu'entre la pelvipéritonite et l'hématocèle. Or, cette tumeur n'était ni chaude ni douloureuse, comme dans la première de ces affections; de plus, elle était molle et non résistante comme dans la pelvipéritonite au début. C'était donc une hématocèle. La marche ultérieure de la tumeur vient justifier le diagnostic porté par M. Gallard. La résolution s'est faite rapidement, sans exacerbation, et la tumeur a disparu en s'isolant des tissus voisins, qui deviennent souples. Enfin, de molle qu'elle était, elle est devenue très-dure; c'est le contraire de ce qui se passe dans la pelvipéritonite.

De plus, dans cette dernière maladie, il y a généralement exacerbation au moment du molimen menstruel, quand bien même l'écoulement devrait par la suite produire une amélioration marquée. Or, dans le cas dont il s'agit, nous avons au contraire une diminution notable de la tumeur, et il ne s'est produit aucun travail inflammatoire.

Nous croyons avoir suffisamment établi au moyen des observations rapportées plus haut quels sont les éléments du diagnostic des affections qui nous occupent. Il est inutile d'insister plus longtemps sur ce point.

Voici, *en résumé*, les caractères qui permettent de distinguer l'une de l'autre les tumeurs symptomatiques d'une hématocèle ou d'une pelvipéritonite (1) :

L'hématocèle est presque toujours précédée de troubles menstruels.

La pelvipéritonite débute moins brusquement, d'une manière plus insidieuse que l'hématocèle. Les accidents qui marquent le début de cette dernière affection sont du reste assez variables en intensité et surviennent généralement peu de temps après la suppression brusque des règles. Dans la pelvipéritonite, il s'écoule toujours un certain temps entre la suppression des règles et les premiers accidents sérieux.

Dans l'hématocèle, le début peut être marqué par es signes d'une hémorrhagie interne, pâleur, décolo-

(1) Voir plus haut la comparaison des signes physiques.

ration des muqueuses, bourdonnements d'oreille, syncopes, défaillances. Ces signes, quand ils existent, ont une grande valeur.

La réaction fébrile est moins intense dans l'hématocèle que dans la pelvipéritonite. Enfin, la pelvipéritonite est presque toujours aggravée par la première époque menstruelle qui suit le début, tandis que, dans l'hématocèle, on observe généralement une amélioration notable.

Nous ne parlons pas des caractères distinctifs tirés des divers modes de terminaison ; nous y avons insisté plus haut.

Nous voyons, en définitive, qu'aucun des signes que nous avons étudiés n'est pathognomonique de l'une ou de l'autre affection ; pour arriver à un diagnostic certain, surtout dans les cas de moyenne intensité, il faut absolument s'appuyer sur la réunion de tous ou de plusieurs d'entre eux.

www.ingramcontent.com/pod-product-compliance
Ingram Content Group UK Ltd.
Pitfield, Milton Keynes, MK11 3LW, UK
UKHW020344180726
13839UKWH00002B/902